创面修复外科住院医师手册

(第2版)

主 编

郝岱峰 冯 光

编 者

(以姓氏笔画为序)

付顺来　刘 军　杨 义　李 涛
李宏烨　李善友　张海军　张新健
陈泽群　赵 帆　赵景峰　姚 丹
褚万立

审 校

郝岱峰　冯 光　姚 丹　杨 义

金盾出版社

内 容 提 要

本书在第 1 版的基础上修订而成,对创面修复外科常见疾病的诊疗要点、常用技术操作、值班工作、新技术和新方法、创面敷料及常用药物的种类和应用等进行了精练的总结和介绍。其内容全面,简洁新颖,查阅方便,具有很强的知识性和临床实用性,是一本能够直接指导临床工作的"口袋书",适合创面修复外科医师使用,也可供从事相关工作的外科医师参考。

图书在版编目(CIP)数据

创面修复外科住院医师手册/郝岱峰,冯光主编.—2 版.—北京:金盾出版社,2019.4
ISBN 978-7-5186-1480-6

Ⅰ.①创… Ⅱ.①郝…②冯… Ⅲ.①整形外科学—手册 Ⅳ.①R62-62

中国版本图书馆 CIP 数据核字(2019)第 027310 号

金盾出版社出版、总发行

北京太平路 5 号(地铁万寿路站往南)
邮政编码:100036　电话:68214039　83219215
传真:68276683　网址:www.jdcbs.cn

双峰印刷装订有限公司印刷、装订
各地新华书店经销

开本:787×1092 1/32(小)　印张:11.5　字数:223 千字
2019 年 4 月第 2 版第 2 次印刷
印数:4 001~10 000 册　定价:40.00 元

(凡购买金盾出版社的图书,如有缺页、
倒页、脱页者,本社发行部负责调换)

第 2 版前言

随着我国创面类疾病流行病学的变化和人们对创面高质量愈合的迫切需求,越来越多的医护人员开始重视创面的系统诊疗。全国大规模创面流行病学调查显示,慢性难愈性创面的主要病因学已经由创伤型转变为疾病型,需要创面治疗的患者人数在增加、创面的种类在增多、治疗难度在加大,创面修复专业也在向多学科协作转变,烧伤科、骨科、显微外科、血管外科、内分泌科、修复重建科等均参与其中,近几年来成为一个不断成长的临床新兴学科。目前,国内许多大型医院已经成立了创面修复外科或病区,还有更多医院正在酝酿成立之中,从事创面修复外科的医师队伍不断扩大,并成立了许多全国性和地方性学术组织。可以说,创面修复外科特别是针对慢性创面的专科是时代的产物,因需而生,发展迅速。

解放军总医院第四医学中心(原解放军 304 医院)烧伤整形三科暨创口修复中心成立于 2011 年初,依托国家重点学科平台,成为目前国内规模最大的创面修复专科病区,擅长创伤、压疮、糖尿病足病、手术后难愈性切口、风湿免疫相关性溃疡、血管性下肢溃疡、体表肿瘤等各种急慢性皮肤软组织损伤的诊治,在临床实践中建立了一些专科临床路径和诊疗规范,慢性难愈性创面的诊治逐渐成为解放军总医院一项新的专科特色,被评为解放军总医院"百项优势"项目。

很多来我们科室进修学习的医师和刚刚毕业入职的住院医师普遍反映,在临床一线工作中,迫切地需要一本全面、简洁、新颖、能够直接指导日常工作的"口袋书",需要时拿出来速查,闲暇时随手翻看学习,不仅快捷实用,也为自己的工作提供帮助和医疗安全保障。为了能与创面修复外科相关领域的医护人员分享我们积累的知识和经验,满足众多创面修复外科医师的学习要求,我们总结多年的创面诊疗经验,于2014年编写出版了《创面修复外科住院医师手册》,这本内容全面、简洁实用并能够直接指导日常工作的"口袋书",很快得到了相关专业医护人员的喜爱和好评,许多创面修复科室将它作为日常诊疗路径的工具书,这本书也成为我们慢性创面诊疗全国巡讲团和多个学会举办的继续医学教育学习班的教材,不但得到了广大学员和进修医师的好评,也得到了业内专家和同行的建议和斧正。

由于本书第1版已基本售罄,我们根据创面修复专科近5年的发展,对第1版的部分内容进行了修订和补充,进一步总结了各类急慢性皮肤软组织损伤的诊治经验,并结合相关专业的国内外诊疗前沿理念,在第1版的基础上,增加了更多病种的诊疗路径和更先进的修复技术手段,以期满足读者的需求,并造福更多的急慢性创面患者。

本书由解放军总医院第四医学中心烧伤整形三科暨创口修复中心的各级医师共同编写完成,精练总结了创面修复外科常用诊疗方法,争取最大限度地贴近一线临床工作,在编写时强调知识性和临床实用性,内容精练,突出专科特色,涵盖了创面修复外科常见疾病的临床路径和工作重点,以及我们创口修复中心全体医师数年来的工作经验和经过临床验证的新技术和新方法,有利于从事创面修复专科的年轻住院医师建立良好的临床思维。

创面修复外科领域正处于快速发展阶段,而编者的临床经验和水平有限,书中所述可能有缺陷和不足,甚至是错误之处,恳请读者提出宝贵意见,通过从事本领域工作的同道们共同努力,不断充实和完善本书,使之在专科住院医师培训和临床实践中发挥更大的作用。

解放军总医院第四医学中心
烧伤整形三科暨创口修复中心
郝岱峰　　冯　光

第1版前言

创面修复外科是近几年来逐渐发展并不断成长的一个临床新兴学科,因需而生,发展迅速,逐渐形成了鲜明的专科特色,并建立了许多专科临床路径和诊疗规范。解放军总医院第一附属医院全军烧伤研究所创面修复中心成立于2011年初,是目前国内规模最大的创面修复专科病区,擅长各种急慢性皮肤软组织损伤的诊治,在外伤后皮肤软组织缺损、压疮、糖尿病足、手术后难愈性伤口、感染性窦道、体表肿瘤、血管性下肢溃疡等皮肤外科疾病的治疗上形成特色,慢性难愈性创面的诊治被评为解放军总医院"百项优势"项目。

在实际工作中,我们积累了许多宝贵的经验,摸索出一些新的治疗方法,较早建立了一些诊疗规范和技术标准,在学术交流中得到了国内外同行的广泛认可,并多次在全国和全军的继续医学教育学习班授课,相关内容很受进修医师和学员好评。来创面修复中心进修学习的医生和刚刚毕业入职的住院医师普遍反映,在临床一线工作中迫切地需要一本全面、简洁、新颖、能够直接指导日常工作的"口袋书",需要时拿出来速查,闲暇时随手翻看学习,不仅快捷实用,也为自己的工作提供帮助和医疗安全保障。为了能与更多有志于从事创面修复外科临床工作的医师分享知识和经验,我们决定出版《创面修复外科住院医师手册》一书,对创面修复外科常见疾病的诊疗要点、常用技术操作、值班工作、新技术新方法、创面敷料种类和应用等进行总结和介绍,以利推广,造福更多的急慢性创面患者。

本书概括介绍了创面修复外科常用诊疗方法,争取最大限度地贴近一线临床工作,在编写时强调知识性和临床实用性,内容精练,突出专科特色,涵盖了创面修复外科常见疾病的临床路径和工作重点,以及我们创面修复中心全体医师数年来的工作经验和经过临床验证的新技术方法,有利于从事创面修复专科的年轻住院医师建立起良好的临床思维。

创面修复外科领域正处于快速发展阶段,而编者的临床经验和水平有限,书中所述难免有缺陷和不足,甚至是错误之处,恳请读者提出宝贵意见,通过从事本领域工作的同道们共同努力,不断充实完善本书,使之在专科住院医师培训和临床实践中发挥更大的作用。本书在编写过程中,得到了解放军总医院全军烧伤研究所所长柴家科教授的关怀和指导,在此表示诚挚的感谢。

解放军总医院第一附属医院
创面修复中心
郝岱峰 冯 光

目 录

第一章 慢性难愈性创面

一、压力性损伤 …………………………………（1）
二、糖尿病足病 …………………………………（15）
三、外科术后难愈性切口 ………………………（39）
四、血管性溃疡 …………………………………（48）
五、自身免疫性疾病相关溃疡 …………………（59）
六、血液病相关性皮肤溃疡 ……………………（80）
七、瘢痕溃疡 ……………………………………（89）
八、放射性溃疡 …………………………………（92）
九、药物性皮肤损伤 ……………………………（95）
十、大疱性表皮松解症继发溃疡感染 …………（97）
十一、毛囊闭锁三联征 …………………………（100）
十二、藏毛窦 ……………………………………（104）
十三、窦道与瘘管 ………………………………（107）
十四、体表肿物 …………………………………（109）
十五、慢性骨髓炎 ………………………………（118）
十六、糖尿病性皮肤溃疡 ………………………（122）
十七、低热烫伤 …………………………………（125）
十八、结核性溃疡 ………………………………（127）

十九、生物膜 …………………………………… (130)

二十、创面微环境与创面愈合 ………………… (132)

第二章　急性创面

一、急性外伤 ……………………………………… (136)

二、急性浅表软组织感染 ………………………… (157)

三、丹毒 …………………………………………… (162)

四、特殊感染性创面 ……………………………… (164)

五、坏死性软组织感染 …………………………… (172)

第三章　临床操作

一、创面换药术 …………………………………… (179)

二、心肺复苏术 …………………………………… (184)

三、深静脉穿刺置管术 …………………………… (186)

四、气管插管术 …………………………………… (195)

五、气管切开术 …………………………………… (197)

六、富血小板血浆(PRP)的制备和应用 ………… (200)

七、持续封闭式负压引流技术 …………………… (205)

八、植皮术 ………………………………………… (209)

九、皮瓣转移术 …………………………………… (217)

十、胶原蛋白海绵人工真皮的应用 ……………… (221)

十一、雾化吸入 …………………………………… (224)

十二、清创水刀系统 ……………………………… (229)

十三、脉冲式医用冲洗器 ………………………… (231)

十四、诱导膜技术 ……………………… (233)

十五、皮肤牵张器 ……………………… (236)

十六、医学摄影 ………………………… (238)

第四章 值 班

一、值班原则 …………………………… (240)

二、会诊原则 …………………………… (242)

三、知情同意 …………………………… (244)

四、发热 ………………………………… (248)

五、出血 ………………………………… (252)

六、血压异常 …………………………… (253)

七、血糖异常 …………………………… (258)

八、呼吸困难 …………………………… (261)

九、胸痛 ………………………………… (266)

十、腹痛 ………………………………… (272)

十一、头痛 ……………………………… (274)

十二、失眠 ……………………………… (276)

十三、酸碱平衡失常 …………………… (277)

十四、过敏反应 ………………………… (280)

十五、输血反应 ………………………… (284)

十六、输液反应 ………………………… (289)

十七、意识障碍 ………………………… (293)

十八、癫痫发作 ………………………… (297)

十九、小儿高热惊厥 …………………… (300)

附 录

一、常用创面外用药物 …………………………… (304)

二、常用创面换药敷料 …………………………… (307)

三、术前评估及围术期处理 ……………………… (310)

四、营养支持 ……………………………………… (312)

五、超声造影技术 ………………………………… (315)

六、常用外科缝线 ………………………………… (318)

七、常用泵入药物一览表 ………………………… (323)

八、创面修复外科常用药物简表 ………………… (327)

九、创面修复外科常用实验室检查正常

参考值 ………………………………………… (332)

十、病原微生物标本采集及送检 ………………… (338)

十一、创面修复患者常送检标本的采集规范 …… (348)

第一章 慢性难愈性创面

一、压力性损伤

压力性损伤又称压疮、褥疮、压力性溃疡,是由于患者局部组织长期受压,影响血液循环,导致局部皮肤和皮下组织发生持续缺血、缺氧而致组织坏死溃烂。常发生于长期卧床的患者,如老年痴呆者、截瘫患者、重症昏迷患者等,好发于骶尾部、坐骨结节处、髋关节处、背部、足跟、枕部等。

【发生机制】

1. **局部缺血** 机械负荷导致毛细血管灌注下降,局部重要营养成分减少。

2. **组织液和淋巴液回流被破坏** 代谢废物堆积。

3. **再灌注损伤** 缺血后血流恢复,导致氧自由基大量产生。

4. **持续的细胞形变** 局部细胞损伤或死亡。

【危险因素】

1. **内在因素** 急性疾病、发热、药物治疗、年龄、意识水平、活动性差或不活动、营养不良、感觉障碍。

2. **外在因素** 压力、剪切力、摩擦力。

3. **加剧因素** 皮肤湿度、睡眠体位、便失禁等。

【临床分级及表现】

1. **Ⅰ类** 皮肤完整,出现压之不变白的红斑。

2. Ⅱ类 部分皮层缺损,浅表开放性的溃疡,创基潮红,表现为完整的或破损的浆液性水疱。

3. Ⅲ类 全层皮肤缺损,可见及皮下脂肪,骨、肌腱、肌肉未外露,可伴有窦道或潜行腔隙。

4. Ⅳ类 全层组织缺损,皮肤、皮下软组织全层缺损,可伴有骨、肌腱或肌肉外露,通常伴有窦道或潜行腔隙。

5. 不可分期的压疮 深度未知,皮肤、皮下软组织全层缺损;创面覆盖有坏死组织和(或)焦痂,无法判断实际深度。

6. 深部组织压疮 深度未知,皮肤完整,局部呈现紫色或栗色,或者是出现充血的水疱。

【辅助检查】

1. 分泌物做细菌培养,可指导抗生素及外用药的使用。

2. 如患者压疮较严重,有多发窦道,可行窦道造影检查,以指导手术。

【治疗】

1. 治疗策略 创面的治疗是压疮治疗的关键,但是也不能仅仅集中在治疗创面上,要全面分析患者病情,制定合理的综合性治疗方案。

(1)若压疮创面不是该患者治疗的主要矛盾且患者生存期较短,如肿瘤晚期或重症内科疾病患者,则治疗以保守治疗为主,如清洁创面、常规换药,并辅以支持治疗。

(2)如患者仍有较长生存期,则治疗需要集中在原发病的治疗和局部创面的处理。创面一般处理包括清创、控制感染和炎症、改善创面微环境；进一步治疗包括非手术疗法和手术疗法。如患者难以耐受手术，则选择非手术治疗，反之则选择积极手术治疗修复创面

2. 治疗方法 创面的治疗方法分为非手术疗法和手术疗法，这两种疗法通常需要配合使用。

(1)非手术疗法

①持续封闭式负压吸引治疗。该疗法已广泛应用于各种创面治疗，对于需保守治疗的压疮创面应首选该方法。其优点为清除渗液及时，痛苦小，促进肉芽生长，加快愈合速度，减少换药工作量，特别对于难以包扎固定部位的压疮，具有明显的治疗优势；缺点为价格昂贵。对于感染严重、渗出多的压疮创面，要及时更换负压材料。

②换药治疗

a. 压疮换药应至少每日1次，如渗出过多则需多次换药，以渗出物不渗透外层敷料为宜。

b. 消毒剂可使用碘伏溶液、生物酶制剂等（禁用碘酒等强刺激性消毒剂）。

c. 如窦道较深需要使用过氧化氢溶液，消毒完毕后以生理盐水将创面清洗干净。

d. 创面消毒完毕后外用银锌抑菌霜（银锌霜）混以成纤维细胞生长因子和表皮生长因子涂于创面，外敷银离子敷料等内层敷料，最后以多层无菌纱布包扎。

e. 换药过程中如有明确坏死组织可适度清除。

③创面理疗。包括红光治疗和激光半导体治疗等。

这些理疗方法可改善创面局部血供,减轻炎症,促进愈合。

④营养支持治疗。患者营养状况对压疮愈合影响很大,应评估患者的营养状况,制定出个体化的营养支持治疗方案。营养支持目标值:血清白蛋白大于28g/L;血红蛋白大于90g/L。

⑤抗感染治疗。根据患者创面细菌培养结果,针对性使用抗生素,必要时可多种抗生素联合使用。压疮细菌感染常为粪肠球菌、大肠埃希菌、金黄色葡萄球菌、铜绿假单胞菌等,有时存在多种细菌的混合感染。在细菌培养结果出来之前可先给予头孢类抗生素经验用药,怀疑存在厌氧菌感染时需加用奥硝唑治疗。

(2)手术疗法

①清创手术。彻底清除坏死组织;术中仔细寻找窦道和脓腔,尽量将窦道和脓腔敞开引流,术毕以持续封闭式负压吸引装置封闭创面。

②微粒皮移植手术。该方法使用于大面积压疮,微粒皮可选择刃厚皮点状移植或全厚皮插秧式移植,微粒皮覆盖物可选择异体皮、异种皮、异种真皮等,多用持续性封闭式负压吸引装置固定创面,4日更换一次负压材料。

③因压疮创面微环境差等原因,植皮成活率较低,除非周围条件差或面积过大,一般均选择皮瓣修复。

④耐磨部位尽量选择皮瓣修复。

⑤局部皮瓣手术。压疮清创手术后经过一系列创面治疗后创面具备皮瓣手术条件,可考虑行局部皮瓣转

移术。常用于压疮修复的局部皮瓣有菱形皮瓣、旋转皮瓣、推进皮瓣、V-Y移行皮瓣等。"Z字成形术""四瓣Z字成形术"不适用于开放性伤口的治疗。双侧髋部压疮创面多选择局部推进皮瓣,骶尾部及背部压疮选择改良式菱形皮瓣或旋转皮瓣。

a. 菱形皮瓣:压疮创面多为圆形或不规则形状,若准备行菱形皮瓣转移覆盖术,应尽量将创面缺损转变为近似菱形外观。于菱形短轴设计延长线与边等长,远点设计平行于边的等长线。注意:适当游离皮瓣基底周围皮肤,缝合应尽量减少张力。

b. 旋转皮瓣:常用于骶尾部范围较小的压疮创面,旋转皮瓣的设计应满足闭合创面、供区缝合、皮瓣血供、皮瓣远端无张力缝合等必要条件,设计方式多种多样,具体应考虑压疮周围皮肤及软组织条件灵活选择。

c. 推进皮瓣:适用于范围较小的髋部压疮。皮瓣位置尽量选择股前侧,皮瓣宽度应与创面等宽,长度应略长于创面长度以保证无张力缝合,皮瓣蒂部两侧可根据情况设计切除两个对称的Buron三角以增加推进距离。

d. V-Y移行皮瓣:对于创面较浅的压疮创面可以选择V-Y移行皮瓣修复。V字的最宽处应与缺损宽度相等,V字两侧逐渐变窄,推进长度应至少是创面长度的1.5倍,可适当游离周围组织以保证无张力缝合。

⑥穿支皮瓣手术。压疮清创术后创面具备皮瓣手术条件,但组织缺损量大,局部皮瓣转移难以覆盖时,应考虑创面周围条件较好的穿支皮瓣进行转移修复。

a. 臀上动脉穿支皮瓣:适合修复骶尾部下部压疮创

面。术前常规使用 Doppler 超声探测穿支位置,髂后上嵴与大转子连线中上 1/3 交点,根据创面大小设计皮瓣范围;先切开皮瓣下缘显露穿支血管,沿皮瓣设计线切开皮肤、皮下组织至臀大肌表面,由远及近自深筋膜深层掀起皮瓣,注意保护穿支血管,皮瓣掀起后旋转覆盖创面。

b. 第四腰动脉后支降支皮瓣:适合修复骶尾部上部创面。术前常规使用 Doppler 超声探测穿支位置,腰三角(髂嵴与背阔肌下外侧缘、腹外斜肌内侧缘构成的三角)为穿支血管位置,并以此形成皮瓣旋转点,该点与大转子连线为轴线,根据创面大小设计皮瓣范围,先切开皮瓣内侧缘皮肤及皮下组织至深筋膜深面,仔细分离出穿支血管,再按设计线于深筋膜下,臀中肌浅层向内上侧掀起皮瓣旋转覆盖创面。

c. 臀下动脉穿支皮瓣:适合修复坐骨结节压疮创面。术前常规使用 Doppler 超声探测穿支位置,髂嵴后上方与坐骨结节外侧连线中下 1/3 处,皮瓣轴线位于臀横纹下方,根据创面大小设计皮瓣范围;切开皮瓣下方设计线至臀大肌筋膜深面,由下向上掀起皮瓣显露穿支血管,转而切开皮瓣上方设计线皮肤及皮下组织,向下分离至穿支附近,旋转覆盖创面。

d. 阔筋膜张肌(肌)皮瓣:适合修复大转子处压疮创面。术前常规使用 Doppler 超声探测穿支位置,做髂前上棘于胫骨外侧髁连线后方 3cm 平行线,于髂前上棘下 8cm 处可探及穿支血管,平行线为皮瓣轴线,设计好皮瓣后,先沿内侧缘切开皮肤及皮下组织至深筋膜深层,

第一章　慢性难愈性创面

向外掀起皮瓣,保留股外侧皮神经于原位,旋转点周围可见穿支,掀开阔筋膜张肌与股直肌间隙,向两侧牵开肌肉,显露旋股外侧动脉横支及进入阔筋膜张肌穿支,切开皮瓣周围皮肤及皮下组织至深筋膜深层,注意保护穿支位置,旋转覆盖创面。

e. 足底内侧穿支皮瓣:适合修复足跟周围压疮创面。以足舟骨粗隆至第 1 跖骨内侧中点连线为皮瓣轴线,设计皮瓣切取范围,先切开跖侧皮肤皮下组织至跖腱膜,于趾短屈肌和拇短屈肌内侧头之间显露足底内侧动脉浅支和神经,将足底内侧动脉浅支包含在皮瓣中,切开皮瓣周围皮肤于深筋膜表面,向近端切开血管蒂表面皮肤及皮下组织,顺足底内侧动脉浅支向两端分离,于皮瓣远端结扎离断足底内侧动脉浅支,由远及近掀起皮瓣,转移覆盖创面。

⑦皮瓣术中需要注意的细节

a. 皮瓣设计时大小要满足术后皮瓣略有张力。

b. 局部皮瓣蒂部应保证宽度、减少游离以保证皮瓣血供。

c. 皮瓣基底应与创面基底采用多点缝合固定以避免皮瓣与基底搓动影响愈合。

d. 皮瓣缝合后,可向皮瓣与创面间注射填充少量薄层外用冻干人纤维蛋白黏合剂,以减少术后渗出、积液,促进黏合。

e. 穿支皮瓣术前要行常规 Doppler 超声检查确定穿支血管位置。

f. 穿支皮瓣术中避免过度牵拉血管蒂部,缝合后皮瓣张力不宜过大。

⑧皮瓣术后需要注意的细节

a. 可根据皮瓣大小于皮瓣下放置多根 3/4 引流管。

b. 建议使用 PU 材料负压覆盖皮瓣整体,以固定皮瓣,保证引流,材料要超过皮瓣边缘。

c. 术区外用腹带或弹力绷带加压。

d. 术后 2 周内避免术区受压。

e. 术后 3 日内应首次更换负压或换药,拔出引流管,观察皮瓣情况。

f. 更换负压或换药时,应使用纱布卷由皮瓣近端向远端轻柔赶压皮瓣,避免存留积液。

g. 穿支皮瓣术后若皮瓣血供不佳,应积极探查或给予扩张血管及改善微循环药物。

h. 截瘫患者存在肌痉挛,应于术后给予抗痉挛药物。

⑨皮瓣术后护理细节

a. 翻身应保证轴型翻身,避免拉、拽、扯等外力对皮瓣的影响。

b. 术后推荐使用悬浮床减少翻身护理及翻身导致的皮瓣搓动。

c. 二便后立即处理,特别注意术区负压贴膜的密闭性。

d. 大转子处压疮皮瓣术后特别注意髋关节制动。

⑩压疮皮瓣翻修。压疮创面各种皮瓣修复后,因术后皮瓣搓动、护理不当、血肿、基底生物膜形成等原因,导致术区切口不愈合、皮瓣下空腔形成或皮瓣与基底未

第一章 慢性难愈性创面

粘连等并发症,应根据具体情况选择处理方式。

a. 皮瓣周围缝合切口未愈合,无腔隙,可给予换药或持续封闭式负压吸引治疗。

b. 皮瓣缝合切口未愈合,每日渗出较多暗红色、褐色液体,但无明显感染情况,可冲洗后,注入外用冻干人纤维蛋白黏合剂填充,外用持续封闭式负压吸引治疗。

c. 皮瓣缝合切口未愈合且出现潜行腔隙,但范围不大,可清创后再次缝合,外用持续封闭式负压吸引治疗。

d. 皮瓣下出现较大范围腔隙或皮瓣与基底未粘连,应再次手术清创,去除生物膜,修剪创面基底、皮瓣基底及创缘,直至新鲜出血,冲洗彻底后,再次逐步按皮瓣手术顺序封闭创面。

e. 皮瓣下出现较大范围腔隙,清创修剪基底及创缘后封闭术区前,可留置输液管于皮瓣与基底间,完成缝合后,从输液管注入PRP(富血小板血浆凝胶)及激活剂或外用冻干人纤维蛋白黏合剂,改善微环境及减少渗出,加强皮瓣与基底的粘连。

⑪PRP手术治疗。该方法适用于深层压疮,特别适用于坐骨结节外露的压疮,可促进肉芽组织增生以覆盖坐骨结节,为进一步行皮瓣或植皮手术创造条件。该方法还适用于窦道填塞。术毕以持续封闭式负压吸引装置封闭创面。

⑫如患者压疮极为靠近肛门,可行乙状结肠造瘘术,这样可避免大便污染创面,加速愈合进程。

【并发症及处理】

1. 严重压疮常伴随骶尾骨或坐骨结节骨髓炎,需要彻底清除感染骨质,并辅以抗感染治疗。

2. 严重压疮可导致肛瘘、盆腔脓肿等,需要手术引流。

3. 大面积压疮长时间消耗,导致患者营养不良和电解质紊乱,需营养支持和补液治疗。

4. 压疮患者一般都长期卧床,好发坠积性肺炎,应及时化痰、排痰等。

【压疮的风险评估】

长期卧床或长期坐轮椅的患者,我们需要相对准确地判断患者发生压疮的概率有多少,并针对某些高危因素进行预防,这往往需要借助于相应的量表进行风险评估,最常用的量表是 Braden 量表(表1),该量表已在世界上各医疗机构广泛应用。

表1 Braden 压疮危险因素评估量表

项 目	1分	2分	3分	4分
感知能力	完全受限	极度受限	轻度受限	没有损害
潮湿程度	持续潮湿	常常潮湿	偶尔潮湿	很少潮湿
活动能力	卧床	坐椅子	偶尔步行	经常步行
移动能力	完全受限	严重受限	轻度受限	不受限
营养摄取	严重不足	可能不足	足够	非常好
摩擦力和剪切力	有问题	有潜在问题	不存在问题	

1. **量表分值的意义** 分值越小,压疮发生的危险性越高。

轻度危险,(15～18分);中度危险,(13～14分);高度危险(≤12分)。

2. 量表评分的标准

(1)感知能力

①完全受限。对疼痛刺激无反应。

②极度受限。对疼痛有反应,但只能通过呻吟、烦躁不安表示,不能用语言表达不舒适;或者是身体一半以上的部位对疼痛或不适感觉障碍。

③轻度受限。对其讲话有反应,但不是所有时间都能用语言表达不舒适;或者有1～2个肢体对疼痛或不适感觉障碍。

④没有损害。对其讲话有反应,无感觉障碍。

(2)潮湿程度

①持续潮湿。每当移动或给患者翻身时,几乎总是看到皮肤被汗液、分泌物、尿液等浸湿。

②常常潮湿。皮肤经常但不总是潮湿,床单至少每班更换1次。

③偶尔潮湿。每日大概需要额外更换床单1次。

④很少潮湿。皮肤通常是干的,床单按常规时间更换

(3)活动能力

①卧床。限制在床上。

②坐椅子。行走严重受限或不能行走,不能耐受自身的体重或必须借助椅子、轮椅活动。

③偶尔步行。偶尔走很短的一段路,大部分时间在床上或椅子上。

④经常步行。每日至少2次室外行走,白天醒着时至少每2小时室内行走1次。

(4)移动能力

①完全受限。在没有人帮助的情况下,患者完全不能改变身体或四肢的位置。

②严重受限。偶尔能轻微移动体位,但不能独立完成经常的或显著的躯体位置变动。

③轻度受限。能独立、经常、轻微的改变躯体和四肢的位置。

④不受限。可独立完成经常性的体位变换。

(5)营养摄取能力

①严重不足。从来不能吃完一餐饭;很少能吃完所需食物的1/3;每日吃2份或以下的蛋白质(肉或乳制品);很少摄入液体;没有流质饮食;禁食或静脉输液>5日。

②可能不足。很少吃完一餐饭;一般仅吃所需食物的1/2;每日蛋白质摄入包括3份肉或乳制品;偶尔摄入较少量的流质或鼻饲饮食。

③足够。可吃所需食物的1/2以上;每日摄入4份肉类或乳制品等蛋白质;通过鼻饲或肠外营养的能量能够满足大部分营养需求。

④非常好。每餐均能吃完或基本吃完;从不拒绝进食;每日吃4份或更多的肉类和乳制品;不需要其他食物补充。

(6)摩擦力和剪切力

①有问题。患者需要协助才能移动;移动患者时不

能完全抬空以不碰到床单；患者坐床上或椅子上经常向下滑动；肌肉痉挛、挛缩或躁动不安产生摩擦力。

②有潜在问题。患者躯体移动乏力，需要一些帮助；移动患者时，皮肤会一定程度地接触床单、椅子、约束带或其他设施；在床上或椅子上大部分时间能保持良好的体位，但偶尔有向下滑动。

③不存在问题。在床上或椅子里能够独立移动；移动时有足够的肌力完全抬举身体及肢体；在床上和椅子上都能保持良好的体位。

【日常护理】

1. 使用相应的减压设备 包括气垫床、悬浮床、减压坐垫等。

(1)考虑穿着或垫用丝质面料，以减少剪切力与摩擦力。

(2)考虑在经常受到摩擦力与剪切力影响的骨隆突处(如足跟、骶尾部)使用聚氨酯泡沫敷料，如果预防性敷料破损、移位、松动或过湿，需要及时更换。

(3)不建议使用环状减压设备(如橡胶垫圈等)来预防压疮。

2. 有压疮或压疮发生风险的患者要定时变换体位 包括翻身、卧位改坐位、坐位改站位等。

(1)一般建议卧床患者最少每2小时翻身1次，可根据患者情况(皮肤、营养、基础疾病等)酌情调整频次。

(2)坐位时体位变换的频率应该高于卧位患者。如骶尾部或坐骨结节压疮的患者有必要坐在椅子上，要把坐姿次数限制在每日3次，每次最多60分钟。

(3)变换体位时要避免皮肤受摩擦力或剪切力的作用,如双人使用床单抬动患者进行翻身。

(4)每次变换体位时要注意观察受压皮肤的变化。

3. 患者要选择合适的摆放体位

(1)摆放体位时一定要避免已经发生压疮的部位受压。

(2)卧位时建议选择仰卧位、30°半卧位、30°侧卧位或俯卧位,尽量避免坐卧位尤其是90°垂直坐卧位。

(3)卧位时建议使用托起装置来抬高足跟。具体做法是:使用泡沫垫或枕头沿小腿全长分散整个腿部的重量,膝关节呈轻度(5°~10°)屈曲。

(4)坐位时建议选择腿部使用小凳支撑向后倒的姿势或座椅向后倾斜,脚垂直放在地面或支撑物上,尽量避免垂直坐位。

4. 积极管理大小便,加强皮肤护理

(1)对大小便失禁的原因进行针对性分析并治疗,并在适当的时候对大小便失禁患者进行训练。

(2)小便失禁的患者可以通过插尿管、膀胱造瘘来管理小便。

(3)大便失禁的患者可以通过结肠造瘘来控制排便。

(4)及时进行清洁工作,清除残留在皮肤上的排泄物。可以使用清水、中性清洁剂清洁皮肤,不建议使用肥皂。为预防皮肤干燥和开裂,可以适量使用保湿乳液。

(5)及时处理创面渗出液,防止渗出液损害创面周围皮肤。可以选用适当的敷料来吸收创面渗出液,并及时更换。

(6)不建议按摩或用力擦洗有压疮风险的皮肤

5. 加强营养支持 必要时可以考虑通过鼻饲、肠造瘘、肠外营养等保证营养供给。

【预防】

1. 正确翻身,每2小时改变体位,在弹性床垫上每4小时翻身1次。翻身计划为仰卧位-左侧卧位-仰卧位-右侧卧位。

2. 正确坐姿,腿部用小凳支撑向后靠的坐姿压力最小,如垂直坐在椅子上需勤变换体位,尽量减少坐位时间,以减少坐骨结节处出现压疮的风险。

3. 选择减压床垫和坐垫。

4. 加强营养支持。

5. 便失禁患者需要及时清理尿便,避免尿便浸泡皮肤。

6. 定时清洁卧床、患者皮肤,保持干净。

7. 如有轻度压疮发生,立即到专科医院治疗。

(冯 光 李涛 郝岱峰 褚万立)

二、糖尿病足病

糖尿病足病是糖尿病常见且严重的并发症之一,是与下肢远端神经异常和不同程度的周围血管病变相关的足部感染、溃疡和(或)深层组织的破坏。糖尿病患者足病的终身发病率高达 15%～20%,足部溃疡的患病率为 4%~10%。

【相关解剖】

1. 骨骼 26 块

(1)跗骨:共 7 块,包括距骨、跟骨、足舟骨、内侧楔骨、中间楔骨、外侧楔骨、骰骨。

(2)跖骨:共 5 块,跟骰关节、距跟舟关节联合构成跗横关节,又称 Chopart 关节,其关节线横过跗骨中份,呈横位 S 形;实际上这两个关节的关节腔不相通,在解剖学上是两个独立的关节,临床上常沿此线行足的离断。

(3)趾骨:共 14 块。

2. 血管

(1)动脉:腘动脉至腘肌下缘分为胫前动脉、胫后动脉;胫前动脉至踝关节前方移行为足背动脉,位置表浅,在踝关节前方,内外踝前方连线中点、拇长伸肌腱的外侧可触及其搏动;胫后动脉经内踝后方转至足底,分足底内侧动脉、足底外侧动脉两终支;腓动脉起自胫后动脉上部,沿腓骨内侧下行,营养临近肌肉和胫腓骨。

(2)静脉:足背趾静脉移行为足背跖静脉,回流至足背静脉弓;足背静脉弓的静脉在足内侧缘汇合形成大隐静脉,在足外侧缘汇合形成小隐静脉;浅静脉联合形成足底静脉网,经足内外侧缘静脉分别加入大、小隐静脉;深静脉起始于趾足底静脉,通过穿支与趾背静脉相交通。

3. 肌肉

(1)足背肌:伸踇趾的踇短伸肌及伸 2~4 趾的趾短

伸肌。

(2)足底肌:分4层。第一层包括踇展肌、趾短屈肌、小趾展肌;第二层包括趾长屈肌腱、踇长屈肌腱、足底方肌、蚓状肌;第三层包括踇短屈肌、踇收肌、小趾短屈肌;第四层包括足骨间肌(背侧肌+足底肌)、腓骨长肌腱、胫后肌腱。

【病因】

1. 主要原因

(1)下肢周围血管病变:是影响糖尿病足溃疡预后的最重要因素。其通常可以用简单的临床检查来发现:皮肤颜色及温度、足背动脉搏动、踝部血压测定;采用非侵入性血管检查可以评估糖尿病足溃疡治愈的概率;由于缺血引起的静息性疼痛在糖尿病患者中可能会因为合并周围神经病变而消失;微血管病变不是足溃疡的主要原因;血管重建之后,血管再通率和肢体获救率在糖尿病患者与非糖尿病患者之间无差别。

(2)下肢周围神经病变:是在排除其他病因的情况下,糖尿病患者出现周围神经功能障碍相关的症状和(或)体征表现。包括末梢感觉运动多神经病变、自主神经病变和单神经病变等。其中,感觉运动多神经病变是最为常见的形式。

2. 主要诱因 足部畸形、外伤和感染。

【临床表现】

糖尿病足病的临床表现多有明显的阶段性改变。

1. 早期缺血症状 足部麻木,皮肤发凉,仅在活动后有疼痛感,即为间歇性跛行。

2. 中期的代偿期 即足部静息痛。

3. 晚期的组织缺损 主要包括足部溃疡者(甚至溃疡伴感染);足部部分组织坏疽者(坏死且伴有感染)。

【病史采集】

根据患者年龄、糖尿病类型及症状情况,有针对性地询问病史。

(1)年龄。

(2)糖尿病类型、病程、治疗、血糖控制水平、糖尿病知识掌握及并发症情况。

(3)身体状况。视力、行动是否方便、能否自己检查双脚。

(4)生活方式。吸烟、饮酒、营养、工作、运动量、鞋袜等。

(5)社会状况。经济条件、家庭条件、活动范围、社交、医疗条件等。

(6)详细症状表现。

【辅助检查】

1. 足部物理检查

(1)皮肤情况(颜色、厚度、干燥、皲裂、营养情况)。

(2)出汗情况。

(3)感染(特别足趾间真菌感染)。

(4)溃疡。

(5)胼胝、水疱。

(6)变形,如夏科关节、爪状趾。

(7)肌肉萎缩。

(8)足弓(站立和平躺情况)。

(9)皮肤温度。

(10)关节活动度。

(11)步态。

(12)动脉搏动(足背动脉、胫后动脉、腘动脉)。

2. 神经检查

(1)针刺痛觉检查:使用一次性大头针。不要使用皮下注射针。询问:"疼不疼?"或"有感觉吗?"

(2)轻触觉检查:注意检查的一致性,最好使用棉花束。

(3)震动感觉检查:大脚趾处使用128Hz音叉。震动感觉阈值(VPT)检查:0~15Volts——低风险;16~25Volts——中度风险;>25Volts——高风险。

(4)腱反射检查:比较膝反射和踝反射。

(5)触压感觉检查:10克尼龙丝感觉检查。

3. 血管检查 踝肱指数(ABI)、趾肱指数(TBI)(表2)。踝肱指数(ABI)、趾肱指数(TBI)计算方法:踝动脉、足趾动脉收缩压/肱动脉收缩压最大值。

表2 ABI、TBI与血管病变程度

ABI	血管病变程度	TBI	血管病变程度
0.91~1.30	正常	大于0.70	正常
0.71~0.90	轻度	0.65~0.70	临界值
0.41~0.70	中度	<0.65	病变
0.00~0.40	重度		
>1.30	血管钙化		

4. 下肢血管 Perfusion 灌注评价指标　见表3。

表3　下肢血管 Perfusion 灌注评价指标

分　级	症　状	ABI、TBI	经皮氧分压($TcPO_2$)
1级:正常	动脉搏动正常	ABI 0.9~1.10 或 TBI>0.6	$TcPO_2$>60mmHg
2级:无严重的外周血管病	间歇性跛行	ABI<0.9,SysAP>50mmHg,TBI>0.6,SysTP>30mmHg	$TcPO_2$ 30~60mmHg
3级:严重的肢体缺血	组织缺血坏死	SysAP<50mmHg,SysTP<30mmHg	$TcPO_2$<30mmHg

踝部血压(SysAP)<50mmHg=严重的肢体缺血;足趾血压(SysTP)<30mmHg=严重的肢体缺血

5. 其他检查

(1)甲状腺功能检查、血清 B_{12} 检查、血清异种蛋白检查、糖尿病代谢控制情况等。

(2)血常规、生化、尿常规、24小时尿蛋白等。

(3)足部 X 光片。

(4)血管超声、造影、磁共振、CTA 等血管影像学检查更精确,但有风险(造影药物过敏),且费用高。通常只用于外科治疗(血管重建、腔内治疗或评估保肢、截肢)前。

(5)激光多普勒+经皮氧分压($TcPO_2$)监测:直接反映血管向组织供氧情况,肢体缺血情况的定量评估,评估组织存活率,预测伤口的愈合情况,决定是否截肢

第一章 慢性难愈性创面

和截肢平面。

【诊断及分级】

1. 糖尿病足病神经病变分级 见表4。

表4 糖尿病足病神经病变分级及临床特点

分 级	临床特点
0/1级:非临床神经病变	无临床症状或体征
2级:临床神经病变	
慢性疼痛型	症状阳性(夜间加重):灼痛、刺痛,伴或不伴发麻 检查存在多感觉缺失 腱反射减退或消失
急性疼痛型	少见 糖尿病控制差,体重下降 弥散型疼痛 感觉过敏 可能与初期血糖控制有关 周围神经检查正常,或有轻微体征改变
无痛、感觉缺失型	无症状或有足麻木,对温度不敏感,对外伤无痛觉反应 多种感觉减退/缺失的检查表现 腱反射消失
3级:晚期并发症	足损伤,如溃疡等 神经性变形,如夏科关节等 非外伤性截肢/趾

亚临床神经病变,即 1 级:只能通过特殊的神经生理实验室检查确诊,在日常临床实践中不推荐使用。因此,临床上不易区分 0 级和 1 级。

糖尿病性肌萎缩:以运动神经损伤为主,常见于血糖控制较差的老年 2 型糖尿病患者,表现为下肢近心端肌肉萎缩,亚急性发病,感觉缺失不严重,常伴有疼痛,尤其是夜间痛。

2. 糖尿病足病血管病变 Fontaine's 分级　见表 5。

表 5　糖尿病足病血管病变 Fontaine's 分级及表现

分　级	血管情况	机体组织改变	症　状
Fontaine's 1	管径 50% 狭窄 面积 75% 狭窄	血流量低下	麻木 冷感
Fontaine's 2	管径 60% 狭窄 面积 82% 狭窄	功能低下	间歇性跛行
Fontaine's 3	管径>60% 狭窄 面积>82% 狭窄	组织坏死	静息痛
Fontaine's 4			溃疡、坏疽

3. 糖尿病足病 Wagner 分级　见表 6。

表 6　糖尿病足病 Wagner 分级及临床特点

分　级	临床特点
0 级	有发生足溃疡的危险因素存在,但无溃疡
1 级	皮肤表面溃疡,无感染。突出表现为神经性溃疡,好发于足的突出部位,即压力承受点(如足跟部或趾底部),溃疡多被胼胝包围

第一章 慢性难愈性创面

续表

分级	临床特点
2级	较深的溃疡,常合并软组织炎,无脓肿或骨的感染。表现为较深的穿透性溃疡,常合并有软组织感染,但无骨髓炎或深部脓肿,致病菌多为厌氧菌或产气菌等
3级	深部感染,伴有骨组织病变或脓肿。深部溃疡常影响到骨组织,并有深部脓肿或骨髓炎
4级	局限性坏疽(趾、足跟或前足背)。其特征为缺血性溃疡伴坏疽,通常合并有神经病变(无严重疼痛的坏疽即提示为神经病变),坏死组织的表面可有感染
5级	全足坏疽。坏疽影响到整个足部,病变广泛而严重,有时发展迅速

【治疗】

多学科协作——全面诊断,综合治疗,系统宣教。

1. 全身治疗

(1)支持治疗:控制血糖(内分泌科协作)。

(2)改善缺血:改善周围供血的药物(例如:前列地尔 10μg,静脉壶入,每日1次)。

(3)抗感染:长程、足量、早期(根据细菌培养及药敏结果调整)。

(4)营养神经:神经生长因子。

(5)控制病因:如降压、降脂和戒烟。

(6)血管治疗:下肢动脉腔内介入治疗(血管外科协

作,选择恰当方式介入治疗)。

(7) 营养支持:调整低蛋白血症、贫血等。

(8) 脏器保护:长期糖尿病患者并发多种脏器并发症,针对性保护治疗。

2. 创面治疗

(1) 清创:适用于下肢血供尚可或经过介入治疗后血供明显改善的患者。

①彻底清创同时应注意保护血供(可使用超声清创刀)。

②截趾时注意保护邻近足趾血供,防止相邻足趾序贯性坏死。

③下肢、足皮下组织出现坏死性筋膜炎应积极切开引流、扩创。

④足底内、中、外间隙必要时应敞开引流。

⑤对于变性、坏死组织应扩大切除,特别是变性的脂肪组织。

⑥清创后可选择二期封闭创面,暂用生物敷料覆盖,培养基底肉芽。

(2) 植皮:适用于创面基底肉芽组织已完全覆盖裸露骨质及肌腱的患者,移植皮片以刃厚皮及薄中厚皮为主。

(3) 皮瓣:由于足部的特殊结构,糖尿病足创面往往伴有深部组织的暴露,如肌腱、血管、神经、骨质等,在这种情况下就需要选择皮瓣治疗。糖尿病足病患者皮瓣治疗的特殊之处在于:这些患者下肢往往存在不同程度的血供障碍,在选用皮瓣治疗时要相对慎重,首先要明确下肢血供情况,如果条件允许,再酌情选择合适的皮瓣。

①明确下肢血供。通过血管造影、血管超声、ABI、TBI 及 $TcPO_2$ 等检查综合判定,尤其是要重点明确局部皮瓣、岛状皮瓣区域内的血供情况,以及需要和游离皮瓣吻合的血管情况。目前对 ABI、TBI 及 $TcPO_2$ 等尚没有明确的数据标准来确定是否适合皮瓣治疗,更多处于临床研究阶段。

②皮瓣的选择。糖尿病足创面可以选择残余组织瓣、局部随意皮瓣、局部岛状皮瓣、局部肌肉瓣、游离皮瓣等皮瓣治疗,建议按照创面修复重建阶梯合理选择。

a. 残余组织瓣:又称为剔骨皮瓣、残端修整,设计直线或弧线的手术切口,将已经坏死的趾骨、跖骨等骨质及其他坏死的深部组织去除,利用切口两侧健康的皮肤及皮下组织将清创后的骨质、深层组织覆盖。

b. 局部随意皮瓣:包括 V-Y 皮瓣、局部旋转皮瓣、菱形皮瓣等。其中,单侧 V-Y 皮瓣可以修复长度为 1~2cm 的缺损创面,双侧 V-Y 皮瓣可以修复长度为 3~4cm 的缺损创面,如果能做成带穿支动脉的 V-Y 皮瓣,则修复范围更大。局部旋转皮瓣或菱形皮瓣一般是使用非负重区的组织修复负重区域,增强耐受性,供区一般需要植皮。

c. 局部岛状皮瓣:相对局部随意皮瓣而言,局部岛状皮瓣包含知名血管,设计时皮瓣范围可以相对更大,血供状况也更为确定。使用较多的是足底内侧动脉局部岛状皮瓣、腓动脉岛状皮瓣、外踝上动脉岛状皮瓣等。

d. 局部肌肉瓣:局部肌肉瓣多用于足踝部、足跟部深度创面的填充、修复,可以联合植皮治疗,供区一般可以直接封闭。术前可以通过 MRI 观察肌肉的完整性和活性。常用于足部肌肉瓣的是趾短屈肌、趾短伸肌、踇展肌、小趾展肌。

e. 游离皮瓣:目前已有较多使用游离皮瓣修复糖尿病足创面的报道,常用的有背阔肌游离皮瓣、股前外侧游离皮瓣、腹直肌游离皮瓣等。游离皮瓣术前血管检查应更为精细,可辅以下肢血管搭桥手术重建血供。

(4)富血小板血浆凝胶治疗技术:详见"富血小板血浆凝胶治疗技术"章节。

(5)持续封闭式负压吸引治疗:避免压力过大及环形粘贴贴膜,以防组织缺血坏死;邻近足趾尽量外露。

(6)截肢、截趾:截肢平面的选择应考虑多方面因素,如患者诉求、下肢血供情况、截肢断端组织情况等。原则上,应尽量保留肢体长度,术前可根据 ABI、TBI 检查及下肢 CTA 情况判断截肢平面。已坏疽足趾必须截除,小腿以下截肢、截趾,可减少止血带使用时间,甚至不用止血带;截肢残端封闭应留置引流管,肌肉、皮下组织用可吸收线缝合,皮肤尽量使用皮钉固定。

(7)糖尿病足病保肢与截肢的选择:选择截肢与保肢应综合评估患者的收益与风险,不能单纯以保肢率来衡量糖尿病足病的诊疗水平(表7)。有时长期(数月)的保肢成功并不是最正确的方案,部分糖尿病足的截肢后短期(两周)愈合是更适合的选择。

第一章 慢性难愈性创面

表7 选择保肢与截肢需注意要点

保　肢	截　肢
全身情况好	全身情况差
肢体需求高	肢体需求低
溃疡范围小	溃疡范围大
下肢血供好	下肢血供差
筋膜炎症状轻	筋膜炎症状重
预测治疗周期短	预测治疗周期长
预测愈后功能好	预测愈后功能差
预测复发概率低	预测复发概率高
社会家庭因素少	社会家庭因素多

注：以上关注点应结合考虑，根据机体情况、社会及家庭因素，制定个体化治疗方案

接受长期保肢治疗的潜在风险如下。

①皮肤系统。皮肤萎缩（食欲缺乏、营养不良造成皮下脂肪减少，皮肤老化、变薄及弹力纤维变性），压疮。

②呼吸系统。肺活量减少与通气量降低（呼吸肌肌力减退，肺活量、有效呼吸量及最大通气量降低）；缺氧-限制性损害和水平姿势（卧床）使通气/血流比值明显降低；坠积性肺炎；误吸。

③心血管系统。心力贮备减少（心肌收缩力减退、心排血量降低）；直立性低血压（最普遍的心血管系统症状）；水肿（静脉血液淤滞，毛细血管流体静压增高）；静脉血栓形成（下肢静脉血液淤滞、血液高凝状态）。

④神经系统。感觉改变（感觉异常和痛阈降低），运

动功能减退,自主神经系统不稳定(自主神经系统活动过度或活动不足,很难维持自主活动的平衡状态)。

⑤肌肉系统。肌力耐力减退(1周肌力丧失20%);肌力恢复速度按每日最大肌力锻炼,每周增加原有肌力的10%;耐力丧失是肌力减退的结果,其发生速度与肌力减退一致;失用性肌萎缩(肌肉体积缩小);协调不良与肌肉挛缩(动作协调不良,给站立和行走带来严重的障碍)。

⑥骨骼系统。骨质疏松与异位钙化(骨有机与无机化合物耗竭导致骨质疏松,易发生骨折;骨钙转移引起短暂或持续性高钙血症,伴钙质沉积在受损的软组织中,称为异位钙化);关节纤维变性与关节强直(关节周围肌肉被结缔组织代替,异位钙化,关节僵硬);腰背痛(腰背肌挛缩、腰椎前凸度增加、骨盆前倾易引起腰背疼痛)。

接受截肢治疗的收益:预防性截肢保全更多足趾,功能性截肢保留肢体长度及功能;现代假肢工艺较完善,截肢短期愈合后佩戴假肢,更利于患者康复及提高生活质量,提高远期生存率。

(8)物理治疗:体位引流、红光理疗仪、半导体理疗仪。

3. 气压式肢体血管循环治疗仪　适用范围如下。

(1)长期卧床患者,预防深静脉栓塞。

(2)糖尿病足患者,促进下肢血液循环,增加灌注。

(3)糖尿病引发的末梢神经炎。

(4)不愈合伤口。

(5)原发性和继发性淋巴水肿。

(6)骨折手术、创伤后水肿。

(7)静脉功能不全、静脉曲张。

4. 神经病变分级处理原则 见表8。

表8 糖尿病足病神经病变分级处理

分 级	目 标	关键措施
0/1级:非临床神经病变	教育,以减少风险血糖控制	教育;血糖控制;年度筛查
2级:临床神经病变	处理症状防止足溃疡	
慢性疼痛型		影响生活,则一线使用三环类药物;控制血糖
急性疼痛型		简单镇痛药物、三环类、非甾体类、阿片类
无痛、感觉缺失型		教育,特别是足部的保护教育;血糖控制
糖尿病性肌萎缩		内分泌科、血管外科专科就诊
3级:晚期并发症	预防新发、再发溃疡预防截肢、趾	创面修复科(足病科)专科住院治疗

【预防与康复】

1. 糖尿病足病预防五大关键要点 美国糖尿病协会(American Diabetes Association,ADA)推荐的5P

原则。

Podiatric Care：专科医护人员的定期随访和检查。

Protective Shoes：具有保护功能的舒适鞋，需有特定足够的深度。

Pressure Reduction：有压力缓解作用的鞋垫，甚至个性制作鞋垫。

Prophylactic Surgery：预防性的外科矫形手术。

Preventive Education：患者和医务人员的预防知识教育。

2. 足护理及鞋袜选择

(1)教育患者时刻关注自己的双脚。

(2)每日换袜，检查袜子接缝有无增厚。

(3)鞋要舒适、合脚；鞋垫要舒服。

(4)新鞋穿2～4小时后，要脱鞋检查，合脚后才能长时间穿。

(5)每晚检查双脚有没有擦伤、红点或红斑、破损等异常情况。

(6)仔细修剪和打磨趾甲，如视力不佳或行动不便，则应让足医帮助修剪。

(7)保证足部营养，防治足部干裂，可使用保湿霜。

(8)足部出现问题及时专科就诊。

3. 代谢控制

(1)教育患者重视代谢控制(血糖、血脂、血压)情况。

(2)改变生活方式，控制体重、改变不良饮食习惯、减少饮酒、戒烟。

(3)改变运动习惯:运动应该个性化、注意保持足部卫生,对于有些患者,不建议其进行跑步或长距离行走等运动。

(4)定期口服药物,定期输液。

(5)定期到创面修复科糖尿病足病工作室行血管神经病变检查、足部检查。

4. 足底压力测试及步态分析 足底压力测试和步态分析是一项基于生物力学原理,探测人体下肢结构状况,预估未来足部使用情形,为患者提供科学康复治疗方法的国际先进技术。

(1)筛查高危人群,防患于未然。

(2)诊断糖尿病足病,发现溃疡高风险区域。

(3)指导治疗,定做矫形辅具(鞋或鞋垫)。

5. 定制个性化辅具(糖尿病足病鞋、鞋垫、支具)
糖尿病足鞋特点:弹性前帮、内部增高、踝部固定、无摩擦鞋底前部。

(一)痛性糖尿病神经病变

糖尿病人群中,痛性糖尿病神经病变发生率为3%~20%,是临床上慢性疼痛综合征最常见的原因之一。

【发病机制】

1. 高血糖 高血糖可诱发神经节细胞的凋亡、神经突生长抑制等变化。

2. 多羟基醇通路 多羟基醇通路产生过多的山梨醇和果糖,通过一系列途径导致神经传导速度减慢,限制了 NO 和谷胱甘肽的产生,神经易于被氧化损伤。

3. 晚期糖基化终产物　晚期糖基化终产物可以沉积在神经组织内或周围,减慢神经传导速度,引起自主神经功能失调。

4. 血管功能不足　供养血管阻塞、内皮细胞增生、毛细血管基底膜增厚,导致神经营养缺失。

5. 神经生长因子和胰岛素缺乏　神经生长因子对小感觉神经的营养非常重要,同时胰岛素本身具有神经营养的特性,慢性缺乏也会影响受损神经的修复。

【临床表现】

1. 部位　本病为感觉性周围神经病变,其部位为远端对称性袜状或手套样分布,开始多累及下肢(足趾、足、小腿),如上行到膝关节时可累及上肢远端,偶见仅累及双手的患者。

2. 疼痛性质　以灼痛、热痛、刀割样、虫咬样、撕裂样、针刺样疼痛较多,夜间尤其剧烈,其程度和时间因人而异,自轻微至剧烈,从反复的短阵性或一过性至持续性疼痛表现。

3. 伴随症状　除疼痛外,可伴有其他感觉异常,如麻木、蚁走感、瘙痒或感觉过敏、感觉减退或感觉缺失,后者会加剧导致足损伤、感染、溃疡的风险。

4. 痛觉异常过敏　正常不引起疼痛的触摸及冷、热刺激可能诱发明显的疼痛感。

5. 一般无运动障碍　部分患者可能有跟腱反射、膝反射减退或消失。

【并发症】

1. 除原发病外,持续、长期的疼痛刺激可发生焦虑和抑郁等精神障碍。

2. 剧烈的疼痛刺激可诱发冠心病、高血压、心律失常等。

【辅助检查】

1. 肌电图、神经传导速度 可提示神经损伤的严重程度、对称性及分布性,检查结果正常不能排除本病。

2. 定量感觉测定 以冷、温觉阈及冷、热痛觉阈测定小纤维功能。

3. 神经病变疼痛标尺 用于疼痛的定性及半定量评估,此法将疼痛的性质分为10种,每种又将其强度由0至10分分为11级,0为无症状,10为最强。

4. 皮肤活检 对症状重而客观检查轻者,可做皮肤活检,结合免疫组化检查对表皮内神经末梢的分支,树突的数量、密度、长度等进行定量评价。

【鉴别诊断】

1. 腕管综合征 累及双手时需鉴别。腕管综合征是腕管内压力增高,正中神经受压导致神经损伤,表现为正中神经分布区的麻木不适、夜间加重,手指感觉减退或缺失,以及大鱼际肌肉萎缩。

2. 缺血性单神经病 营养神经的小血管堵塞,产生缺血性单神经病,表现为突然的剧烈疼痛,持续数分钟到数小时,位于神经附近,并在相应的皮区和肌节出现麻木和无力。

【治疗】

1. 全身综合治疗 严格控制血糖:控制血糖并保持血糖平稳是预防及治疗痛性糖尿病神经病变的基础。

2. 药物镇痛治疗 联合用药效果优于单一用药。

(1)抗抑郁药

①三环类抗抑郁药。抑制神经突触前膜对去甲肾上腺素(NE)、5-羟色胺(5-HT)的再摄取,提高疼痛的阈值,从而缓解疼痛,并且还可以改善患者的抑郁情绪。起效较慢,常需要2~3周。不良反应发生率较高,通常从小剂量开始使用。常用的药物有阿米替林和丙咪嗪。

②选择性5-HT再摄取抑制药。选择性抑制突触前膜对5-HT再摄取,使突触间隙中可供生物利用的5-HT增多而缓解疼痛,不良反应少。常见的有帕罗西汀、西酞普兰。

③5-HT/NE再摄取抑制药。代表药物为文拉法辛。

(2)抗癫痫药:通过降低神经细胞膜的钠离子通透性,抑制神经细胞多突触传导,从而降低神经元的过度兴奋,恢复膜的稳定性而缓解疼痛。主要有苯妥英钠、卡马西平、加巴喷丁、普瑞巴林。

(3)麻醉性镇痛药:主要作用于中枢痛觉传导通路的阿片受体,提高疼痛阈值。常用的为曲马多、羟考酮、美沙酮等。

(4)改善神经血液微循环药:主要有肝素类、前列地尔、马来酸桂派齐特、阿司匹林、西洛他唑等。

(5)营养神经药:主要有维生素类制剂及外源性的

（6）局部镇痛药：主要有硝酸甘油膜贴剂、辣椒素、利多卡因软膏或贴剂。

3. 神经阻滞治疗 严重的疼痛可采用神经阻滞疗法，具有扩张血管、解除肌痉挛、抗炎等作用，包括神经干阻滞、椎旁交感神经阻滞、连续硬膜外阻滞、局部痛点阻滞等。

（二）糖尿病足伴肌间隙感染

【发病机制】

1. 足部解剖特点

（1）足背筋膜间隙容纳趾长伸肌腱、趾短伸肌腱、足背肌。

（2）足底腱膜在后方起自跟骨，向前分为 5 个带，呈扇形围绕各趾骨肌腱。

（3）从足底腱膜两侧缘垂直向深面发出两个肌间隔，将足底分为内、中、外侧 3 个筋膜间隙。

①内侧筋膜间隙。踇展肌、踇短屈肌、足底内侧血管神经。

②中间筋膜间隙。趾短屈肌、趾长屈肌、足底方肌、蚓状肌、足底外侧血管神经。

③外侧筋膜间隙。小趾展肌、小趾短屈肌。

足背感染可跨越伸肌上、下支持带引起小腿前外侧肌间隙感染，足底感染可通过踝管引起小腿内后侧肌间隙感染。

【临床表现】

1. 患者常伴有足部红肿、发热、寒战、血糖不稳定。

2. 在足底主要区域脓液的堆积导致足弓受损变形。

3. 当足底主要区域发现大量脓液时必须关注踝关节的并发症,包括化脓性肌腱炎、关节炎。

4. 足底感染可破坏骨骼间韧带,进而导致感染侵袭足背部,甚至延伸到小腿和大腿的下部分。

【实验室检查】

1. 血常规、C反应蛋白、降钙素原 感染表现。

2. 细菌培养 经浅表溃疡面取样做培养是不可靠的,它不能提供深部组织培养结果,应对被感染组织采样培养或取深层脓液送检。

【辅助检查】

1. X检查 是最经济实用的一种检查方法,可有效检测组织中的气体、骨髓炎或骨质破坏,但对早期诊断缺乏灵敏度。

2. 白细胞扫描 具有一定的诊断价值,但花费昂贵。

3. 磁共振 可以明确感染的层次、范围、积液、积气,诊断价值最高。

【治疗】

1. 全身综合治疗 积极治疗原发基础疾病,改善全身状况。

(1)严格控制血糖:感染急性期常规胰岛素治疗方案效果不佳,可考虑行胰岛素强化降糖治疗。

(2)抗生素抗感染:细菌培养及药敏试验结果未报之前,经验性使用广谱抗生素抗感染治疗。检验结果回报后,选择敏感抗生素抗感染治疗。

(3)改善循环、营养神经。

(4)高压氧治疗:可抑制细菌的多种代谢反应,对某些细菌有直接杀菌或抑菌作用,尤其是有厌氧菌感染者。

2. 局部治疗

(1)清创术:患者全身情况改善后,尽早进行清创探查,彻底开放引流感染肌间隙,去除坏死组织,暴露的肌腱也需清除以防感染沿着腱鞘蔓延至近端,坏疽的足趾需截除。可能需多次清创探查手术治疗。

(2)持续封闭式负压引流:伴有肌间隙感染的糖尿病足,清创术后难以一次性封闭创面,术后需进行持续封闭式负压引流,待创基彻底清洁,可考虑封闭创面。

(3)封闭创面:肉芽组织填充肌间隙或肌间隙彻底清洁可使用可吸收线对位缝合肌肉关闭肌间隙,后行植皮修复创面。

(4)骨质外露:坏死骨质需去除,骨质打孔或行周围肌皮瓣覆盖外露骨质。

3. 截肢治疗 对下肢存在严重血供障碍、感染危及生命、保肢难度大的患者,结合患者病情,可考虑早期截肢治疗,节省治疗时间,节约治疗费用。

截肢术后不愈合的病因及处理如下。

(1)病因

①术区皮肤张力过大。

②骨残端处置不良。

③切口处脂肪液化。

④局部缝线反应。

⑤骨残端骨髓液化。

⑥营养不良。

⑦血糖控制不佳。

⑧局部血供差。

⑨制动不良。

(2)处理

①如术区残端创面无骨质外露且创面较表浅,可床旁清创、去除浅表裸露缝合线,并行持续封闭式负压引流治疗,注意避免截肢残端骨性突起部位过度受压。

②如术区可探及较深窦道或可触及骨质外露,需行手术再次清创,术中如发现死骨或骨髓液化(乳糜样液体),需去除部分骨质;缝合时拉拢软组织保护骨残端,再行逐层缝合封闭创面,外以持续封闭式负压引流装置固定。

③术区反复不愈合患者需提高截肢平面,再次行截肢手术治疗。

④治疗期间需严格控制患者血糖、加强营养,并行改善循环、营养神经、理疗等综合治疗。

⑤如术后患肢肌痉挛明显,导致术区制动差,可口服巴氯芬等药物抗痉挛治疗。

(冯 光 褚万立 赵景峰 李善友 陈泽群)

缩略语

ABI(ankle brachial index)踝肱指数

TBI(toe brachial index)趾肱指数

VPT(vibration perception threshold)震动感觉阈值

TcPO$_2$(transcutaneous partial pressure of oxygen)经皮氧分压

三、外科术后难愈性切口

外科术后难愈性切口是指手术切口未按期愈合、裂开,甚至感染导致迁延不愈,是创面修复外科常见病种之一。

引起各类外科手术切口不愈合的因素较多,主要如下。

1. 外科因素 切口张力大、脂肪液化、缝线反应、感染、异物残留等。

2. 个体因素 老年、营养不良、体质弱、全身状况差等。

3. 内科因素 糖尿病、肿瘤、自身免疫系统疾病、长期接受皮质激素治疗等。

4. 物理因素 术区制动不良、术后过度理疗、术后过早康复锻炼等。

【诊断要点】

1. 有明确的手术史,术后 2 周切口愈合不良。

2. 手术切口开裂或切口有明显分泌物或渗出。

3. 切口边缘皮肤及皮下组织蜂窝织炎或脂肪液化、坏死。

4. CT 检查可见皮下有空腔或液性区,部分可与深部组织相通。

5. X 线片或 CT 检查可见异物,如纱布、器械、植入物等。

6. B超检查可见异常低回声区。

【治疗原则】

1. 全身治疗 制动、降血糖、营养支持、维持原发病治疗等。

2. 早期处理 术后切口周围皮肤红肿、异常分泌物增多、出现蜂窝织炎,经加强抗感染治疗后仍无效,应立即拆除缝线,查看切口深部情况,通畅引流,确定下一步治疗方案。

3. 保守治疗 部分未愈切口可通过每日换药,使用抗感染、促进愈合药物,应用持续封闭式负压引流治疗,促使创面愈合。

4. 手术治疗

(1)手术指征:切口超过4周未愈,经正规换药治疗无愈合趋势,持续有渗出及分泌物引出,创周红肿加重,切口裂开深达脂肪层,植入物外露等。

(2)清创:去除不健康组织、液化脂肪、异物、死骨等;清创过程中应尽可能取出外露植入物如心脏外科术后心脏起搏导线、钢板、钢钉、补片、缝合线、金属固定材料等,防止感染扩散。

(3)范围较小、张力不大的伤口:若清创彻底,可直接缝合。

(4)范围较大、张力较大的伤口:若清创彻底,可考虑直接植皮或皮瓣修复;若难以彻底清创,不建议一期封闭,可清创后采用PRP凝胶、生物修复材料覆盖、持续封闭式负压吸引治疗等方式,待基底条件满意时再选择适当方式修复。

（一）心外科术后难愈性切口

常见为两种类型：胸部正中切口和冠脉搭桥患者小腿大隐静脉取出切口。

胸部切口愈合不良高发于糖尿病患者和肥胖、骨质疏松人群，而小腿切口愈合不良多发于下肢血管性病变患者或因术后过早下地活动所致。

多数心外科术后切口愈合不良，如早期发现，可通过持续封闭式负压治疗避免切口状况恶化，甚至有希望直接Ⅱ期愈合。

对单纯因缝线反应、脂肪液化导致的胸部切口愈合不良，应及时清创，再次缝合，切莫心存侥幸姑息观望，否则一旦伤口逐层加深，胸骨固定钢丝将难以保留。

对于感染已侵及胸骨甚至前纵隔的患者，应去除胸骨固定钢丝，彻底清创，清除死骨，并对胸骨后间隙进行冲洗。

创面修复可采用胸大肌或腹直肌肌皮瓣，但继发损伤相对较大。

建议采用自体PRP和（或）外用冻干人纤维蛋白黏合剂填充胸骨裂隙和软组织缺损后，直接两侧皮下游离缝合，继发损伤小，手术时间短，患者满意度高。

清创时取出胸骨劈开后的固定钢丝，对胸廓稳定性影响较小。

胸骨固定钢丝的取出应小心操作，抽出时避免钢丝剪断后的残端划破深部组织和血管。

若伤口因心外科术后留置心脏起搏导线所致，清创拔出时应谨慎操作,避免暴力;否则可能导致心律失常、心脏骤停、心肌损伤出血等。

小腿切口愈合不良者,如常规换药治疗愈合缓慢,应及时清创重新缝合或植皮,供皮区选择头顶部刃厚皮为宜。

此类病例近期多有急慢性心肌供血不足和心功能不全病史,围术期应注意监测和调整全身情况,创面修复手术麻醉风险相对较高。

心外科术后患者多口服抗凝药物,对创面清创和修复手术术中影响不大,但术后需注意出血和血肿形成。

异体心脏移植术后患者,应注意其移植心脏为去神经化状态,抢救时阿托品类药物无效。

胸部创面愈合后,需保持胸带固定3个月,以确保胸骨裂隙处瘢痕组织增生达到足够的密度和强度,避免局部软组织液化形成复发性窦道。

(二)神经外科术后难愈性切口

常见为两种类型:头部开颅术后切口和背部脊柱术后切口。

开颅术后切口愈合不良高发于急性创伤术后感染或肿瘤术后放疗患者,而背部脊柱术后切口愈合不良多发于营养不良或术后制动不良者。

急性创伤术后感染导致的开颅术后切口愈合不良,常伴有钛板外露、颅骨缺损甚至硬脑膜破损等情况,如计划保留钛板,则清创后可选择邻近或远位皮瓣修复创面,如取出钛板或颅骨缺损型创面,除皮瓣外还可选胶原蛋白海绵人工真皮进行修复,缺损的硬脑膜可游离邻近皮瓣时切取部分帽状腱膜进行替代修补。

椎体内固定物经窦道外露型创面,可清创后应用纤维蛋白黏合剂填充,留置半管引流,外口直接缝合,术后持续封闭式负压覆盖治疗。

常见并发症:感染、植入物外露、慢性骨髓炎等。

多数术后切口不愈合可通过再次清创缝合或植皮(皮瓣)修复愈合,部分切口迁延不愈,形成慢性难愈性伤口,甚至形成感染性窦道,感染加重。处理不当,可能导致切口加深,甚至出现全身感染症状。

植入物外露可能导致植入物过早取出,致前期手术失败。

此类病例多为外院或相关科室转诊而来,部分病例与原治疗单位有医疗纠纷,收治后一旦愈合不良有可能形成连带责任。

(郝岱峰　冯　光　赵景峰)

(三)普外科、妇产科术后难愈性切口

常见为两种类型:开腹术后切口和腔镜术后切口。

主要原因有营养不良,脂肪液化,急性创伤致肌肉、腹膜缺损,脏器手术后腹腔内感染或术后制动不良等。

此类患者通常已反复行多次手术清创缝合处理,腹部肌肉、腹膜组织结构紊乱,创面不规则。

急性创伤或开腹手术致肌肉、腹膜缺损,腹壁薄弱常形成腹壁疝,甚至皮肤大片坏死缺损。

腔镜手术后切口不愈合通常形成"口小底大"的窦道或皮下腔隙;清创术中亚甲基蓝标记窦道范围,整体

切下窦道壁后用医用冲洗器冲洗,应用PRP和(或)外用冻干人纤维蛋白黏合剂推注填充窦道后再行缝合封闭创面,留置引流管,持续封闭式负压吸引促进愈合。

腹壁疝修补术后难愈性切口可能伴有补片外露,术前需做出充分评估,如B超、CT、窦道造影等相关检查,明确是否需取出或置换修补材料。

腹膜破损需缝合封闭腹膜,清创后应用PRP、外用冻干人纤维蛋白黏合剂等促进愈合。

腹部一般可直接缝合或使用皮肤牵张闭合器,较大创面可行植皮。

脏器外露时要充分判断脏器外露风险,如肝脏外露,易出血,不建议肝脏直接植皮,建议行局部皮瓣封闭;肠管外露且伴有感染时可行持续封闭式负压吸引治疗;更换窦道内负压材料时可较前次减少负压材料体积,随肉芽生长窦道可直接封闭。

腹腔脏器肿瘤术后难愈性切口,术前应明确有无肿瘤残留、复发及转移。

妇产科开腹术后切口一般为横行切口,位于腹部正中,最常见为肥胖患者术后脂肪液化感染,可直接手术清创切除坏死组织后缝合;严重者感染沿腹壁脂肪层迅速扩展,需手术去除全部感染皮肤、脂肪及筋膜组织,待基底条件满意后再行手术封闭创面。

(四)泌尿外科术后难愈性切口

常见为两种类型:背部肾脏术后切口和腹部膀胱造瘘口不愈合。

此类创面往往形成较深窦道,与肾脏、膀胱等器官相通,保守治疗愈合差。

肾脏位于腹膜后,组织脆弱,血流丰富,换药及手术操作时应注意避免损伤肾脏组织及周围血管。

术前行窦道造影明确窦道与肾脏关系。

判断肾脏是否健康,如肾脏坏死、感染需专科处理。

肾脏健康、包膜完整,可尽可能深度彻底清创、用脉冲式医用冲洗器冲洗后,应用 PRP 和(或)外用冻干人纤维蛋白黏合剂推注填充窦道后再封闭创面,留置引流管,持续封闭式负压吸引促进愈合。

膀胱造瘘口不愈合通常有尿液通过造瘘口持续外流,需留置导尿管,头高脚低卧位,保证大部分尿液通过尿道导尿管流出,行换药或负压吸引促进愈合;手术切除创缘坏死组织,分层对位缝合可缩短疗程。

(张新健)

(五)四肢外科术后切口不愈合

四肢手术切口不愈合是骨科常见手术并发症之一,致其发生的主要因素为感染、脂肪液化和术后制动不良,多发生于外伤术后内固定植入术、外伤皮瓣修复术、关节置换术等,主要表现为内固定外露、深部窦道形成、关节感染等。

【诊断要点】

1. 明确手术方式,分析术中及术后可能存在的诱因。

2. 分泌物或渗出细菌培养,应以深部组织块为送检物,以排除样品污染。

3. CT检查、X线片、B超检查可明确术区皮下组织、窦道、植入物情况。

【外科治疗】

1. 保守治疗 早期发现应积极处理,必要时拆除缝线,积极换药与全身抗感染同步进行,也可使用持续封闭式负压治疗。

2. 手术治疗

(1)手术指征:经保守治疗无愈合趋势、生物膜形成、分泌物增多或植入物外露等情况。

(2)清创:彻底清创,潜行腔隙要清创到位,并重视冲洗操作,建议使用脉冲医用冲洗器冲洗;若植入物周围清创满意,建议保留。

(3)修复:清创冲洗满意后,可以根据具体情况选择缝合、(肌)皮瓣、牵拉器封闭一期封闭,或 PRP 凝胶、生物材料覆盖、持续封闭式负压引流治疗等方式,待基底肉芽组织新鲜后,行二期植皮或皮瓣等方式修复。

【注意事项】

1. 术后或二次翻修术后注意制动。
2. 避免坚持一味保守治疗。
3. 二次翻修术前,应该深入分析前次未愈合原因。
4. 选择二次修复方式应考虑前次手术入路及术区范围。

(六)脂肪液化

脂肪液化是手术后切口不愈合的主要原因之一,多发生在术后1周内,查体见切口有较多渗液,无其他自觉症状,多于检查缝合口按压周围皮肤时发现。

【诊断要点】

1. 切口愈合不良,皮下组织游离,渗液中可见脂肪滴。

2. 单纯脂肪液化切口无红肿、压痛症状,切口边缘及皮下组织无坏死征象。

3. 渗液涂片可见脂肪滴,细菌培养阴性,脂肪液化后继发感染除外。

【原因】

1. 肥胖 术区脂肪过厚,脂肪组织内血管密度低,血供相对较差;肥胖者脂肪细胞脂粒大,术中破坏脂粒后大量液态油脂流出,影响愈合。

2. 高频电刀的过度 电刀使用时产生瞬间高热,在200~1000℃,可造成大量切口内组织细胞烧焦、变性、坏死;切割后脂肪细胞会坏死液化,如手术中所有切开操作都用高强度的电刀操作,会加大切口脂肪液化的风险

3. 其他 手术操作原因。

【应对方法】

1. 对肥胖患者提高警惕 如发现过度肥胖,所做手术切口大、层次深,在术前谈话时需向患者及家属充分告知,术中操作需格外谨慎。

2. 关于电凝 建议对于脂肪液化风险较大的肥胖患者,切皮及切开脂肪层时使用刀片,止血时使用电凝,

较大出血点用线结扎,电刀强度不可太高。有文献指出,使用美国 BIRTCHER6400 氩气束综合凝血电刀进行手术可有效降低脂肪液化风险。

3. 手术操作 术中避免操作粗暴、过度牵拉、钳夹、挤压等;术中尽量缩短切口暴露时间,需长时间暴露的使用湿盐水纱布覆盖;缝合前修剪游离脂肪颗粒;缝合脂肪层时,打结力量不宜过大;缝合前使用合适冲洗液彻底冲洗创口,尽量不用高浓度过氧化氢溶液冲洗

【治疗及注意事项】

1. 治疗方法以再次清创缝合为主
2. 再次清创缝合操作过程中注意上述手术要点。
3. 再次缝合时注意尽量以粗针大线全层缝合,皮下尽量少缝或不缝以减小对脂肪组织的损伤。
4. 再次缝合缝线间距要大,这样有利于引流,必要时放置半管引流。
5. 建议缝合后即采用持续封闭式负压吸引装置覆盖,有利于脂肪液化伤口的一期愈合。

(冯 光 赵景峰 郝岱峰 张新健 李 涛)

四、血管性溃疡

(一)下肢动脉性溃疡

下肢动脉性溃疡是由下肢动脉供血不足所导致的皮肤破溃,主要疾病有下肢动脉硬化闭塞症(PAD)、血栓闭塞性脉管炎、大动脉炎、动脉栓塞等。

【临床表现】

1. 皮温低 为早期症状,从肢体远端开始出现,患者自觉双足冰冷,常主动要求保暖。

2. 疼痛 可表现为间歇性跛行及双下肢持续性疼痛,为持续缺血所致,将双下肢下垂可缓解,原因为下肢血压升高可暂时提高血液灌注。

3. 溃疡 常由外伤所致,溃疡迁延不愈,创面常干燥,创表有坏死组织所结痂皮,溃疡可迅速扩展,最终可能导致肢端坏死。

【辅助检查】

1. 彩色多普勒超声 无创快捷,价格低廉,可局部显示动脉管腔情况,但其检查末端微小动脉能力有限,且检查结果不够直观。

2. 计算机断层血管造影(CTA)和磁共振血管显像(MRA) 是近年来快速发展起来的血管检查技术,其无创性、安全等特点在诊断下肢动脉硬化闭塞症中发挥了重要作用,结果准确、直观。肾功能不全者慎用该检查。

3. 数字减影血管造影(DSA) 是诊断动脉病变的金标准,该检查的优点是对病变部位显示直观,对细小血管分辨率高,而且可以直接进行介入治疗;其缺点是检查费用高、有创性、缺乏重复性等,限制了其应用。

4. 其他 创面细菌培养及药敏。

【诊断及鉴别诊断】

1. 患者主要为中老年人,多见于有高血压、糖尿病、高脂血症病史者。

2. 结合影像学依据及下肢皮肤改变、溃疡迁延不愈甚至不断进展或愈后复发等临床表现即可明确诊断。

3. 需与以下疾病鉴别诊断：静脉性溃疡、创伤性溃疡、恶性溃疡、风湿性溃疡、神经性溃疡。

【治疗】

1. 下肢动脉硬化闭塞的外科治疗

（1）动脉闭塞腔内治疗：原理是应用特制的加压扩张球囊或支架对动脉闭塞部位内膜斑块压迫、紧缩，并伸展血管中膜纤维，从而使管腔扩张。使用此类方法的前提是应具备合适流出道；国内多家医院临床经验提示，对流出道欠佳者有一定近期效果（约半年左右），远期疗效较差，但可为创面治疗提供宝贵治疗时机。

（2）机械装置治疗：包括激光血管成形术、机械性硬化斑块切除术、超声消融术等，可以迅速恢复患肢血供，改善临床症状，特别是对膝关节水平以下的中小动脉节段性闭塞等不适合行转流术的病例更有意义。其不足之处是导管较僵硬、较粗、超声探头的扭控性差，从而限制了在膝下迂曲小动脉中的应用。

（3）干细胞治疗：干细胞治疗可通过促进新生血管生成来治疗缺血性疾病。目前用于膝下远端没有动脉流出道而无法进行旁路手术，非手术药物治疗效果不佳者，以及年老体弱、无法耐受手术的患者，但从统计学角度考虑，因缺乏大样本的随机对照研究和远期随访，其结论尚不能确定。禁忌证包括：糖尿病血糖控制不佳者，近 5 年内明确有恶性疾病及血中肿瘤标记物水平明显升高者,严重心、肝、肾、肺衰竭或一般状况很差不能耐受干细胞移植手术者,以及有糖尿病视网膜增生性病变者。

2. 下肢动脉硬化闭塞的药物治疗 可使用前列地尔、马来酸桂哌齐特、银杏叶提取物等药物改善患者微循环。

3. 溃疡治疗

(1)非手术治疗:清创换药治疗。局部外用银锌抑菌霜、重组人成纤维细胞生长因子、重组人表皮生长因子等外用药物治疗创面;或行局部持续封闭式负压引流治疗,安装负压后可行庆大霉素盐水等持续冲洗。

(2)手术治疗

①评估。根据术前的血管影像检查决定手术方法。如血供尚可,有治愈可能,方可选择植皮或皮瓣或生物敷料覆盖方法;如血供很差则建议先行改善动脉闭塞的治疗,如治疗无效则要考虑患肢截除术。

②植皮。动脉性溃疡在清创后如果创基符合植皮条件则一期植皮,皮片选择刃厚头皮;一期难以植皮,则需使用生物敷料辅以负压封闭引流装置培养创基,待新鲜肉芽组织形成后二期植刃厚皮修复创面。

③皮瓣。如创面有骨外露或肌腱外露,难以植皮封闭创面,在动脉情况允许的前提下可考虑行局部皮瓣手术甚至游离皮瓣手术,术前需要谨慎考虑和详细检查。

(3)术后处理

①常规抗生素抗感染治疗。

②术后持续下肢动脉扩血管治疗直至创面愈合。

③如术后使用持续封闭式负压引流装置固定术区,应避免对肢体形成环形压迫。

【预防与康复】

1. 定期进行扩血管改善微循环治疗。

2. 加强皮肤营养及护理,如外用硅油膏、多磺酸黏多糖软膏,口服维生素 E、B 族维生素等。

3. 注意保护下肢皮肤,避免外伤。

(二)下肢静脉性溃疡

下肢慢性静脉功能不全[静脉高压、继发于深静脉血栓的深静脉系统反流和(或)阻塞、原发性瓣膜功能不全、浅静脉和交通静脉功能不全等]可导致下肢血液循环和组织吸收障碍,进而导致局部组织内代谢产物堆积、组织营养不良、下肢水肿和皮肤营养改变,而局部皮肤创伤、感染、曲张静脉破裂出血等原因导致的皮肤软组织的完整性破坏是引起静脉性溃疡的主要原因。静脉性溃疡形成的主要血流动力学机制是反流、静脉回流阻塞。人群总发病率为 0.4%~1.3%。

【临床表现】

1. 水肿 为最早出现的症状,常见于踝周,久站后或病情进展可波及小腿中下段,具有凹陷性、卧床休息(尤其在抬高肢体)后可消退的特点。在皮下组织因炎症刺激出现纤维化后,水肿可表现为非凹陷性。

2. 疼痛 以小腿沉重或胀痛为多见,疼痛程度不一。久站或久走后出现,抬高患肢可缓解。久站后小腿胀痛及沿曲张静脉径路的胀痛感是本病累及浅静脉系统的特征,与曲张静脉内血流淤滞致静脉壁扩张有关。严重的深静脉瓣膜功能不全可出现站立后突然出现的小腿沉重感,由血液快速逆向充盈所致。下肢深静脉血栓形成后,可出现静脉性间歇性跛行。皮肤感染、继发性皮炎及活动性溃疡,可引起局部疼痛。

3. 浅静脉扩张或曲张 是最常见的症状,初发部位常见于小腿内侧,可伴有内踝区小静脉扩张。久站更为明显。病情加重可累及整个隐静脉系统。

4. 皮肤改变

(1)脂质硬皮病:由局部白细胞渗出、积聚并释放蛋白水解酶,以及毛细血管周围纤维组织沉积、纤维蛋白水解酶活性降低、炎症反应等综合因素引起。多见于足部及小腿,表现为局部皮肤软组织硬化;皮下脂肪增厚变硬,与深层组织粘连,界限不清。

(2)白色萎缩:由毛细血管供血障碍导致的局部皮色苍白,通常见于溃疡愈合后的区域,常伴有难愈合的浅表小溃疡,而周围皮肤则有明显的色素沉着。

(3)湿疹:由静脉高压与白细胞聚集活化引起的非特异性炎症。

(4)溃疡:可以表现为活动性溃疡或已愈合的溃疡瘢痕,溃疡多发于足部及小腿,溃疡的边缘不规则,边缘可伴有白色的新生表皮。基底深浅不一,基底往往为呈晦暗的老化肉芽组织,可覆有脓苔,有时可见隆起的曲张静脉,曲张静脉破裂可伴有出血。

【辅助检查】

1. 超声多普勒 反映浅静脉和深静脉系统是否有

阻塞或反流,能动态观察瓣膜活动情况及瓣膜形态,也可以显示腓肠肌收缩时交通静脉是否有外向血流。

2. 下肢静脉造影 可直观地反映深浅静脉主干通畅程度、静脉是否存在变异、交通静脉是否存在逆向血流以及静脉瓣膜的位置、数量、形态和结构,有顺行及逆行造影两种方法。

3. X线检查 可发现骨髓炎、骨肿瘤或异物残留等一些影响溃疡愈合的因素。此外,可诊断影响腓肠肌泵功能的关节限制性病变。

4. 实验室检查 检查与凝血时间相关的指标。

5. 其他 创面细菌培养及药敏。

【诊断及鉴别诊断】

1. 患者主要为中老年人,从事长久站立的工作人群发病率较高,需仔细询问患者的发病史,有无静脉疾病病史,如浅静脉曲张、深静脉血栓形成、凝血性疾病等。

2. 结合下肢慢性静脉功能不全症状、下肢皮肤改变表现及溃疡迁延不愈或愈后复发,即可明确诊断。

3. 需与以下疾病鉴别诊断:动脉性溃疡、创伤性溃疡、糖尿病性溃疡、恶性溃疡、风湿性溃疡、神经性溃疡、感染性溃疡、血液性溃疡、凝血功能紊乱性溃疡和药物反应性溃疡。

【治疗】

1. 改善下肢慢性静脉功能不全的治疗

(1)非手术治疗

①加压疗法。加压疗法的原理主要是通过对小腿施加压力以达到减少静脉反流、促进回流、增加腓肠肌

泵功能,以及减轻淤血和水肿的目的。有许多不同种类的加压治疗装置。弹力袜是最常用的加压治疗装置。

②小腿肌肉锻炼。通过体育锻炼改善减弱的腓肠肌泵功能,改善下肢血流动力学环境,达到促进溃疡愈合的目的。

(2)手术治疗

①硬化剂注射治疗。针对浅静脉曲张可行局部硬化剂治疗,可使曲张浅静脉闭塞。

②浅静脉手术。常用的有大隐静脉高位结扎抽剥术、曲张静脉环形连续缝扎术,尤其是溃疡周围及溃疡区的缝扎有利于溃疡愈合。

③深静脉瓣膜重建手术。是针对深静脉反流的手术,目的是降低因下肢深静脉瓣膜功能不全引起的静脉高压。主要包括股浅静脉瓣膜修复术、自体带瓣静脉段移植术或移位术等。

④交通静脉结扎手术。是针对交通静脉功能不全的手术,目的是阻断交通静脉内的异常反流。

2. 溃疡治疗

(1)非手术治疗

①清创换药治疗。局部外用银锌抑菌霜、莫匹罗星软膏等外用药物治疗创面感染,换药前可行高渗盐水浸浴;静脉性溃疡渗液往往较多,可予以外用新型吸附敷料包扎;或行局部持续封闭式负压吸引治疗,安装负压后可行庆大霉素盐水等持续冲洗,应预防溃疡基底曲张静脉破裂导致出血;创面清洁后可予以外用成纤维生长因子促进肉芽组织形成;溃疡周围伴有的湿疹可予以外

用氧化锌软膏或炉甘石涂抹治疗。

②创面理疗。使用低功率激光可以促进创面舒血管因子前列环素 PGI_2 转化,它可以进入内皮细胞和平滑肌细胞,发挥抗感染和扩张血管的作用,对溃疡创面的愈合具有很好的辅助治疗效果。

(2)手术治疗

①植皮。除去溃疡基底坏死组织、老化肉芽组织,修整不规则创缘后行植皮治疗;皮片以刃厚皮片为宜,移植方式以邮票皮片为主,皮片移植后可使用多层无菌敷料加压包扎或行持续封闭式负压吸引治疗;一期难以植皮,可行持续封闭式负压吸引治疗,待新鲜肉芽组织形成后二期植皮修复创面,为促进肉芽组织形成,可使用胶原蛋白海绵人工真皮。

②皮瓣。因溃疡周围皮肤存在脂质硬化病,难以行局部皮瓣转移覆盖治疗,皮瓣修复静脉性溃疡往往采取游离皮瓣。游离皮瓣带有众多的微小静脉瓣膜和正常的微循环,因而皮瓣存活率高,溃疡再复发率低,但需要较高的显微外科技能。

【手术步骤和技术要点】

1. 术中需结扎外露曲张静脉和(或)通向溃疡处的交通支静脉。

2. 关节部位需功能位植皮,防止术后出现功能障碍。功能障碍影响腓肠肌泵功能,易导致溃疡复发。

3. 游离皮瓣移植前需切除溃疡周围的脂质硬化组织,找到可提供吻合的受区动静脉。

【术后处理】

1. 常规抗生素抗感染治疗。
2. 可使用阿司匹林、前列地尔、舒洛地特等药物治疗(专科指导下)。

【预防与康复】

1. 应注意下肢加压治疗并加强小腿肌肉锻炼。
2. 注意保护下肢皮肤,避免外伤。

(三) K-T 综合征

K-T 综合征是一种先天性肢体静脉曲张伴血管瘤、骨皮质及软组织肥大的症候群。1900 年由法国医生 Klippel-Trenaunay 首先报道,1907 年 Parkes 和 Weber 报告了类似病例,其血管改变为静脉曲张伴动静脉瘘、静脉动脉化、骨质软组织肥大,称为 Parkes-Weber 综合征。后多数学者认为本质相同,都由先天血管畸形导致,又称为 Klippel-Trenaunay-Weber 综合征。目前多数学者认为,K-T 综合征与 Parkes-Weber 综合征应区分开来,因为其血流动力学的病理改变、临床表现和治疗均有明显区别,故不再沿用 Klippel-Trenaunay-Weber 综合征。K-T 综合征病因不明,一般认为是先天性疾病,与胎儿中胚层发育异常有关。

【临床表现】

1. 患肢毛细血管扩张或血管瘤、静脉曲张,软组织及骨骼增生肥大,患肢增粗增长。
2. 严重时有患肢胀痛及皮肤溃疡。
3. 溃疡经常发生在极度扩张的静脉和血管瘤的皮

肤上,呈凹陷性,创表有薄层肉芽组织,经久不愈,破溃可发生大出血,病情凶险。

【辅助检查】

1. 彩色多普勒超声 无创快捷,价格低廉,可初步显示局部动静脉管腔情况。

2. X光片 可表现为骨骼增长、骨皮质增厚,但不是该病的特异性改变。

3. 计算机断层血管造影(CTA) 可明确显示深浅动静脉异常及血管瘤改变,可指导选择合适的治疗方法。

【诊断及鉴别诊断】

1. 一般青年期发病,病症逐渐加重,通过上述症状及检查不难确诊。

2. 需与较严重的原发性大隐静脉曲张相鉴别。

【治疗】

1. 血管畸形治疗 以手术为主,目的是缓解临床症状,预防皮肤溃疡。

(1)仅有浅静脉扩张伴血管瘤:可行浅静脉高位结扎剥脱、血管瘤切除术。

(2)深静脉异常:手术需谨慎,深静脉狭窄或闭锁是手术禁忌,但也可行静脉旁路转流术;深静脉瓣缺如、功能不全者,可行静脉瓣移植术。

2. 溃疡治疗

(1)手术治疗

①植皮。对于出血风险小的溃疡,在清创后如果创

基符合植皮条件则一期植皮,皮片选择刃厚头皮;一期难以植皮,则需使用生物敷料辅以负压封闭引流装置培养创基,待新鲜肉芽组织形成后二期植刃厚皮修复创面

②截肢。对于溃疡下有巨大静脉扩张或血管瘤的患者,皮肤溃疡出血风险极大,且出血凶险危及生命,如血管情况允许,可考虑截肢手术。

(2)非手术治疗

①清创换药治疗。适用于有大出血可能且血管条件不允许截肢患者的保守治疗,可局部外用银锌抑菌霜、重组人成纤维细胞生长因子、重组人表皮生长因子等外用药物治疗创面,包扎时给予适当压力;如出血风险大,可在创表覆盖一层止血敷料,每次换药动作需轻柔,慎用持续封闭式负压引流治疗。

②大出血处理。电凝止血难度大,不建议使用;可在创表活动出血处覆盖止血敷料,而后加压包扎,注意压力不要过大,以防止出现皮肤压力性溃疡,包扎2~3日后再换药。

【预防与康复】

1. 定期复查以检测病情进展情况以及时调整治疗。
2. 尽量减少下地活动以减缓病情发展。

(李 涛 李善友 郝岱峰)

五、自身免疫性疾病相关溃疡

自身免疫性疾病是指机体对自身抗原发生免疫反应而导致自身组织损害所引起的疾病。根据其影响的

器官可分为器官特异性自身免疫病和系统性自身免疫病。

1. 器官特异性自身免疫病 组织器官的病理损害和功能障碍仅限于抗体或致敏淋巴细胞所针对的某一器官。主要有慢性淋巴细胞性甲状腺炎、甲状腺功能亢进、胰岛素依赖型糖尿病、重症肌无力、恶性贫血伴慢性萎缩性胃炎、寻常天疱疮、类天疱疮、急性特发性多神经炎等。

2. 系统性自身免疫病 由于抗原抗体复合物广泛沉积于血管壁、组织间质等原因导致全身多器官损害,称系统性自身免疫病。常见的系统性自身免疫病有系统性红斑狼疮、类风湿关节炎、系统性血管炎、天疱疮、皮肌炎、自身免疫性溶血性贫血、溃疡性结肠炎等。

【发病机制】

患者皮肤溃疡的发生发展与自身免疫性疾病的发病机制密切相关。目前认为,当机体免疫系统对自身抗原的耐受被打破后,机体内的自身抗体或活化的T淋巴细胞通过识别自身抗原而启动一系列免疫反应,导致组织器官的病理性损害。在自身免疫性疾病患者中,全身的结缔组织和血管成分是最主要的被攻击的自身抗原,因此病理上出现结缔组织黏液样水肿、纤维蛋白样变性、血管炎、淋巴细胞或浆细胞浸润表现等,有的是以皮肤损害为首发症状。由于皮肤中含有丰富的结缔组织和血管成分,因此无论哪种自身免疫性疾病,皮肤都是最常受累的器官之一。

1. 银屑病 银屑病俗称牛皮癣,是一种慢性炎症性皮肤病。临床表现以红斑，鳞屑为主。全身均可发病，以头皮、四肢伸侧较为常见，多在冬季加重。常分为：寻常型银屑病、脓疱型银屑病、红皮病型银屑病、关节病型银屑病。

2. 红斑狼疮 红斑狼疮(LE)是一种典型的自身免疫性结缔组织病，多见于15～40岁女性。红斑狼疮是一种疾病谱性疾病，可分为盘状红斑狼疮(DLE)、亚急性皮肤型红斑狼疮(SCLE)、系统性红斑狼疮(SLE)、深在性红斑狼疮(LEP)、新生儿红斑狼疮(NLE)、药物性红斑狼疮(DIL)等亚型。

3. 溃疡性结肠炎 溃疡性结肠炎是一种病因尚不十分清楚的结肠和直肠慢性非特异性炎症性疾病，病变局限于大肠黏膜及黏膜下层。病变多位于乙状结肠和直肠，也可延伸至降结肠，甚至整个结肠。病程漫长，常反复发作。本病见于任何年龄，但20～30岁最多见。皮肤黏膜病变以结节性红斑多见。其他如多发性脓肿、局限性脓肿、脓疱性坏疽、多形红斑等。

【临床表现】

1. 原发病典型表现

2. 好发部位为踝、臀部、小腿、大腿、足等部位

3. 外观缺乏一致性。大体上溃疡形状不规则，通常边缘高于周围正常皮肤，深及浅筋膜层以下，溃疡基底组织颜色晦暗，创周皮肤活性差，色素沉着明显，大部分创面基底渗出少。

4. 伴随症状。除原发病特点外通常伴随血象异常、低蛋白血症、血管炎、血管形成等症状。

5. 细菌学特点。可发生细菌感染,革兰阴性杆菌多于革兰阳性杆菌。

6. 单纯靠传统创面治疗方法疗效不佳,甚至有创面继续扩大现象。

【并发症】

除原发病的并发症外,因创面长期消耗,患者有可能并发严重贫血、低蛋白血症、严重营养不良、创面严重感染、全身感染等并发症。

【辅助检查】

1. 常规项目。血常规、肝肾功能、血糖、血脂、凝血时间等。

2. 炎性指标。血沉、C反应蛋白等。

3. 类风湿指标。类风湿因子、抗角蛋白抗体、抗磷脂抗体、抗中性粒细胞胞浆抗体等,ANA、自身抗体全套,C2、C3和C4,CH50,类风湿因子,抗核抗体。

4. 创面细菌培养。

5. 切除病变组织术后送病理。

6. 按需要进行血管造影、多普勒超声波检查、X射线检查等。

【诊断及鉴别诊断】

1. 自身免疫性疾病的诊断 主要根据病史、临床表现及实验室检查三方面综合确定。

2. 静脉曲张性溃疡 根据病史及基础病检查结果即可鉴别。

3. 白血病并发皮肤黏膜溃疡 此类创面发展较快,

通过骨穿及淋巴结活检可确定病因。

【治疗】

治疗原则:首先控制病情,以全身综合性治疗为主,保守治疗难以治愈的创面需等自身免疫性疾病病情控制后手术修复创面。

1. 全身综合治疗

(1)自身免疫性疾病需风湿免疫科会诊明确原发病诊断并指导治疗,需对患者病情及脏器受损程度进行评估,如对心、肾、肺病变,皮肤和血管炎等做出正确评价,再进行治疗。

(2)久病不愈,患者可能存在抑郁、焦虑、失眠等精神异常,应帮助患者树立与疾病做斗争的信心,必要时精神科会诊后干预治疗。

(3)避免日晒,对日光敏感者尤应注意。外出应注意防晒,忌用光敏作用药物,如吩噻嗪、氢氯噻嗪、磺胺类药和灰黄霉素等。

(4)合并细菌感染者早期需要给予足量有效抗生素抗感染治疗。

(5)给予补液及营养支持治疗。

(6)对症治疗,给予镇痛、退热治疗。

(7)糖皮质激素是治疗自身免疫性疾病的基础药物,最常使用的为甲泼尼龙,开始使用大剂量激素冲击治疗,然后根据病情逐渐减量。

外源性糖皮质激素妨碍伤口愈合,主要是因为以下几个原因。

①促进蛋白质分解和抑制蛋白质合成,造成负氮

平衡。

②阻止成纤维细胞的分裂与增殖,影响伤口的愈合。

③阻断前列腺素的合成,抑制伤口愈合过程的炎症反应而使伤口愈合缓慢。

④使炎性细胞降低,相关生长因子不足,从而对伤口愈合产生严重的影响。

⑤降低白细胞的活性,使伤口的清创过程受阻,增加感染的机会。

(8)免疫抑制药

①环磷酰胺。是治疗本病的基础药物之一,可长时间使用,用药期间注意观察不良反应,如骨髓抑制等。

②硫唑嘌呤。为嘌呤类似药,有抗炎和免疫抑制双重作用,有时可替代环磷酰胺。

③甲氨蝶呤。如环磷酰胺不能控制,可合并使用甲氨蝶呤。

④环孢霉素A。作用机理为抑制IL-2合成,抑制T淋巴细胞。优点为无骨髓抑制作用,但免疫抑制作用也较弱。

⑤丙种球蛋白。静脉使用丙种球蛋白抑制抗体形成,抑制T淋巴细胞增殖及减少自然杀伤细胞的活性。大剂量丙种球蛋白还具有广谱抗病毒、细菌及其他病原体的作用。一般与激素及其他免疫抑制药合用。

(9)血浆置换:对活动期或危重病例,可用血浆置换治疗作为临时治疗。但需与激素及其他免疫抑制药合用。

2. 局部治疗

(1)在控制原发病阶段按常规方法换药或行持续封闭式负压引流治疗,如原发病控制不佳则不建议手术。

(2)原发病控制后,首选清创植皮手术封闭创面。清创过程中应将创周反应带一并切除,根据溃疡深度决定清创层次。植皮成活率低,皮片以容易成活的刃厚皮(尤其头皮)为宜。如移植皮片坏死,则行多次植皮治疗。

(3)形成脓腔者需要彻底切开引流,开放脓腔,清创后以持续封闭式负压吸引方法清洁创面,而后视情况行植皮手术或其他修复方法。

(4)因此类疾病多伴有血管炎或小血管内血栓形成,故不建议使用皮瓣修复创面。

(5)可应用紫外线、光化学疗法(PUMA)、宽谱中波紫外线(BB-UVB)疗法、窄谱中波紫外线(NB-UVB)疗法、水疗等,有一定的疗效。

(一)皮肌炎合并溃疡

皮肌炎是以累及皮肤、横纹肌为特征的自身免疫性风湿病,是以淋巴细胞浸润为主的非化脓性炎症病变,可伴有或不伴有多种皮肤损害,皮损程度与肌肉病变程度不平行,发生时间也不一定。皮损或外伤导致溃疡愈合困难,处理不当严重者可引起大范围皮肤、肌肉坏死感染。

【病因及发病机制】

皮肌炎病因至今不明,目前考虑与遗传、肿瘤、药物、化学药品、感染及免疫机制有关。

1. 遗传因素 皮肌炎患者的人白细胞抗原(HLA)-B8 和 HLA-DR3 阳性率增加。

2. 感染因素 柯萨奇病毒、人类细小病毒 B19、丙型肝炎病毒、流感病毒、EB 病毒、人 T 细胞淋巴瘤病毒、人免疫缺陷病毒、弓形体感染与皮肌炎的发病有关。

3. 细胞和体液免疫 因皮肌炎患者 CD4/CD8 值增大,自然杀伤(NK)细胞活性增加,与其他自身免疫性疾病如重症肌无力、慢性淋巴细胞性甲状腺炎及类天疱疮相关。

4. 药物 可诱发皮肌炎的药物包括乙醇、D-青霉胺、西咪替丁、羟基脲、非甾体类抗炎药、抗菌药、降脂药(如氯贝丁酯和他汀类药物)、吐根和疫苗等。

5. 恶性肿瘤 成人皮肌炎患者恶性肿瘤的发生率为 $4.4\% \sim 60\%$。最常见的恶性肿瘤包括乳腺癌、肺癌、胃癌和女性生殖系统肿瘤(如卵巢癌),以及淋巴瘤、多发性骨髓瘤、鼻咽癌和胸腺瘤等,肿瘤可发生于皮肌炎发病之前、之后或与其同时发生。

【临床表现】

皮肌炎通常隐袭起病,在数周、数月、数年内缓慢进展,极少数患者急性起病。患者可有心脏、肺部受累,并有晨僵、乏力、食欲缺乏、体重减轻、发热、关节疼痛,少数患者有雷诺现象。

1. 皮肤损害为多形性,有诊断特异性的是 Gottron 斑丘疹或 Gottron 征。常见于掌指关节、指间关节、肘关节、膝关节等关节伸面,以及肩、胯等易受摩擦的部位。

向阳性紫红斑是皮肌炎的特异性体征,表现以双眼上眼睑皮肤水肿性紫红斑为特点。

2. 病变可延及眼眶周围,甚至整个面部,即前额、颊部、耳前、耳后、颈部、头皮均可受累,可见弥散性红斑伴有轻度色素沉着及色素脱失。

3. 个别患者在皮肤异色病变样皮疹的基础上呈红色、火红或棕红色,称"恶性红斑",高度提示伴有恶性肿瘤。

4. 此外,皮损可有多毛、钙沉着、硬化、风团及多形性红斑样皮疹。

5. 钙沉着多见于小儿皮肌炎,硬化多见于晚期皮肌炎的肌萎缩后。由于中小血管被侵,在皮肤易受外伤部位可发生慢性溃疡,较为顽固难愈。

6. 皮肌炎患者皮肤、肌肉损伤后更为脆弱,外伤及自身感染破溃后创面愈合困难,考虑与长疗程的激素治疗、免疫力低下有关,感染播散快、范围大,不易控制,常有肌肉坏死溶解。

7. 肌肉症状,依被侵肌肉而不同。任何横纹肌均可发病,但以四肢近心端肌易发病,多对称性发病。表现为上肢抬高及下肢下蹲困难,呼吸肌及心肌均可受累而危及生命。肌炎的变化初期为水肿及疼痛,晚期则肌肉萎缩,可并发关节挛缩。

【并发症】

皮肌炎并发症有恶性肿瘤、间质性肺炎、心肌炎、真菌性脑膜炎等。此外,因创面长期消耗,可导致严重贫血、低蛋白血症、严重营养不良、创面严重感染、全身感染等并发症。

【辅助检查】

1. 常规项目。血常规、肝肾功能、血糖、血脂、肌红蛋白、尿肌酸、肌酶谱等。

2. 炎性指标。血沉、C反应蛋白、降钙素原等。

3. 类风湿指标。类风湿因子、抗角蛋白抗体、抗磷脂抗体、抗中性粒细胞胞浆抗体、ANA、自身抗体全套、自身抗体定量、coombs 试验等。

4. 创面细菌培养。革兰阳性菌最常见,其中金黄色葡萄球菌检出率最高。

5. 肌电图检查。

6. 取病变组织送病理检查。

【诊断和鉴别诊断】

1. 诊断 对称性近端肌肉无力、疼痛和触痛,伴特征性皮肤损害,如以眶周为中心的紫红色水肿性斑、Gottron 征和甲根皱襞僵直扩张性毛细血管性红斑。结合血清肌浆酶和 CPK、LDH、AST、ALT 和醛缩酶的增高。必要时结合肌电图的改变和病变肌肉的活组织检查。

2. 动静脉性溃疡 根据病史及基础病检查、B超等结果即可鉴别。

3. 白血病并发皮肤黏膜溃疡 此类创面发展较快,通过骨穿及淋巴结活检可确定病因。

4. 皮肤肿瘤并发溃疡 创面组织脆弱、易出血,疼痛,向周围皮肤浸润,渗出多,伴恶臭。取组织送病理活检即可鉴别。

【治疗】

首先控制皮肌炎病情,尽快手术清创控制感染并修复创面。

1. 全身综合治疗

(1)请风湿免疫科会诊明确原发病诊断并指导治疗。

(2)根据细菌培养及药敏给予足量有效抗生素抗感染治疗。

(3)给予补液及营养支持治疗,应用骨化三醇促进钙吸收。

(4)对症治疗,给予镇痛、退热治疗。

(5)糖皮质激素的应用,根据病情需要及专科会诊意见使用,注意激素与创面愈合的矛盾关系。

(6)缓解病情,抗风湿药物建议使用羟氯喹,具体用量遵专科意见。

(7)可使用大剂量丙种球蛋白冲击疗法控制症状,提高自身抵抗力。

(8)目前有报道应用环孢素、血浆置换、全身放射线照射等新型治疗方法,效果良好。

(9)创面愈合后长期口服糖皮质激素,并严格梯度减药,病情稳定后可加用阿仑膦酸钠。

2. 皮损治疗

(1)外用具有高紫外线防护指数(SPF)的避光药。

(2)外用糖皮质激素特别是高效糖皮质激素。

(3)羟氯喹。

(4)对常规治疗抵抗者可考虑给予小剂量MTX(每

周 2.5~30 mg 不等)治疗,常能使糖皮质激素的用量减少乃至停用。

(5)应用长波紫外线(U-VA)治疗。

(6)口服沙利度胺对局限性皮损有效。

(7)恶性红斑患者应仔细检查有无肿瘤,肿瘤去除后红斑可逐渐消退。

(8)每月 1 次 hdIVIg 治疗可消除皮损。

(9)外用他克莫司。

3. 局部创面治疗

(1)控制原发病,期间按常规方法换药治疗,如感染重、播散快,需急诊清创控制感染。

(2)面积较小的创面首选清创植皮手术封闭创面,清创过程中需扩大切除坏死灶。清除钙化灶,应用激素后影响皮片成活,通常选择容易成活的刃厚皮反复植皮修复创面。

(3)形成脓腔者需要彻底切开引流,清创后以持续封闭式负压吸引方法清洁创面,而后视情况行植皮手术或其他修复方法。

(4)清创时尽量保留健康皮肤,临床观察缝合切口愈合较植皮愈合更快,局部皮瓣转移及邻近皮肤拉拢缝合可作为修复手段。

(二)天疱疮继发溃疡感染

天疱疮是一种慢性、复发性、严重的表皮内棘层松解性大疱性皮肤病,在正常皮肤或黏膜上出现松弛性水疱,尼氏征阳性(棘层细胞松解阳性),摩擦或外伤会导致创面加深,愈合困难,处理不当严重者可引起大范围皮肤软组织坏死感染。

【病因及发病机制】

1. 天疱疮病因至今不明,现认为是自身免疫性疾病。

2. 天疱疮抗原(pemphigus antigen)是表皮棘细胞间桥粒的结构蛋白,即桥粒芯糖蛋白(Dsg)。

3. 天疱疮抗体与 Dsg 结合后引起细胞间黏附功能丧失。

4. 抗体通过空间位阻直接干扰了 Dsg 间的连接。

5. 抗体与 Dsg 结合后通过细胞信号传导途径使一系列蛋白酶被激活,水解参与表皮细胞黏着的连接结构,从而使细胞分离、棘层松解和水疱形成。

【临床表现】

该病符合自身免疫疾病的流行病学特征,呈全世界分布,女性比男性患病率高。本病少见,年发病率(0.5~3.2)/10 万。临床上常分为寻常型天疱疮、增殖型天疱疮、落叶型天疱疮、红斑型天疱疮。此外,还有特殊类型天疱疮如副肿瘤性天疱疮、药物诱导性天疱疮、IgA 型天疱疮、疱疹样天疱疮等。

1. 寻常型天疱疮 最常见和严重的类型。典型皮损为外观正常皮肤上发生水疱或大疱,或在红斑基础上出现大疱,疱壁薄,尼氏征阳性,易破溃形成糜烂面,渗液较多,可结痂,若继发感染则伴有难闻臭味。本型预后在天疱疮中最差。

2. 增殖型天疱疮 皮损最初为壁薄的水疱,尼氏征阳性,破溃后在糜烂面上形成乳头状的肉芽增殖;陈旧的皮损表面略干燥,呈乳头瘤状,病程慢性,预后较好。

(1)重型(Neumann型):皮损为水疱和大疱,破裂后肥厚性颗粒状的糜烂面很容易出血,所形成的增殖性斑块处有血清和脓液渗出,周围有小脓疱,边界处糜烂形成新的增殖斑块,最后这些增殖性损害变得干燥、角化过度、皲裂。

(2)轻型(Hallopeau型):早期皮损以脓疱而不是水疱为特征。疱破后形成增殖性斑块。斑块周围有小脓疱。在损害内可培养出多种细菌。

3. 落叶型天疱疮 多累及中老年人,水疱常发生在红斑基础上,尼氏征阳性,疱壁更薄,更易破裂,在表浅糜烂面上覆有黄褐色、油腻性、疏松的剥脱表皮、痂和鳞屑,如落叶状。与寻常型相比,本型病情较轻。

4. 红斑性天疱疮 是落叶性天疱疮的良性型,患者健康情况一般良好,一般无黏膜损害。

5. 特殊类型天疱疮 又名副肿瘤性天疱疮,多为来源于淋巴系统的肿瘤,可发生于任何年龄,病情重,尤其是黏膜损害突出,皮损多形,除水疱、大疱外还有多形红斑及扁平苔藓样损害,对糖皮质激素的治疗反应差。

6. 药物诱导性天疱疮 多在用药数月甚至1年后发生,多由D-青霉胺、卡托普利、吡罗昔康和利福平等含有巯氢基团的药物诱发。黏膜受累少而轻,多表现为落叶型天疱疮,停药后能自愈。

7. IgA型天疱疮 多见于中老年女性,好发于皮肤皱褶部位。皮损为红斑基础上的无菌性脓疱,伴瘙痒,尼氏征大都为阴性。

8. 疱疹样天疱疮 好发于中老年人。皮损常对称分布于躯干及四肢近端,呈多形性,有红斑、丘疹、风团等,但以直径 0.5cm 左右的小水疱为主,尼氏征阴性,黏膜损害罕见,瘙痒明显。

【并发症】

1. 原发病并发症 皮肤细菌、真菌感染,脓毒血症,水、电解质紊乱,贫血,营养不良等。

2. 继发于治疗的并发症 糖皮质激素引起的感染、消化道出血、心力衰竭,免疫抑制药引起的感染、再生障碍性贫血、肾功能不全等。

【辅助检查】

1. 实验室检查 缺乏特异性,患者多有轻度贫血,白细胞总数增加,半数患者嗜酸性粒细胞升高,血沉增高。

2. 细胞学检查(Tzanck 涂片) 可见细胞呈圆形、椭圆形,细胞间桥消失,细胞核呈圆形、染色较淡,可见核仁,细胞质嗜碱,即所谓天疱疮细胞或 Tzanck 细胞

3. 间接免疫荧光检查 90% 以上患者血清有抗表皮细胞表面的抗体,天疱疮抗体滴度与疾病的严重程度和活动性大致平行。

4. 组织病理 是重要诊断依据。基本病理变化为棘层松解、表皮内裂隙和水疱,疱腔内有棘层松解细胞,后者较正常棘细胞大,圆形,胞质呈均匀嗜酸性,核大而深染,核周有浅蓝色晕。

【诊断】

1. 临床表现

(1)多发性的松弛性大疱,容易破裂。

(2)水疱后出现进行性、难治性糜烂面及结痂。

(3)黏膜面非炎症性糜烂或阿弗他溃疡。

(4)尼式征(+)。

2. 组织病理 表现为由角质形成细胞分离而导致的表皮内水疱(棘层松解)。

3. 免疫荧光 直接免疫荧光示角质形成细胞间有特异性荧光抗体沉积,间接免疫荧光示外周血中存在抗自身抗体。

符合临床表现和组织病理中至少1项,加上免疫荧光法中的1项,或符合免疫荧光法中的2项,即可明确诊断。

【鉴别诊断】

主要与疱疹样皮炎、大疱性表皮松解症、大疱性多行红斑等疾病相鉴别。

【治疗】

1. 全身综合治疗

(1)请皮肤科会诊明确原发病诊断并指导治疗。

(2)根据细菌培养及药敏给予足量有效抗生素抗感染治疗。

(3)支持疗法:患者体质虚弱,抵抗力下降,应给予高蛋白、多种维生素饮食;进食困难者,可由静脉补充液体,或少量输血,或进流食。

(4)对症治疗:给予镇痛、退热治疗。

(5)激素治疗:糖皮质激素是首选药物,开始以大剂量控制病情,并定期复查,病情好转、减轻或控制后,可逐渐减量,直减至维持量和逐渐停药。疗程长短视病情而定。

(6)免疫抑制药:有一定疗效,可减少激素用量。常用免疫抑制药如环磷酰胺、硫唑嘌呤等。

(7)金制剂:使用糖皮质激素控制病情后,可加用金制剂治疗。

(8)血浆交换疗法:适用于病情严重、糖皮质激素和免疫抑制药联合治疗无效、血中天疱疮抗体滴度高的患者,大剂量糖皮质激素治疗有副作用或疗效不明显时可选用。

(9)免疫球蛋白:大剂量免疫球蛋白可使天疱疮很快缓解,但持续时间短。

(10)少数病例用以下药物治疗有效,如氨苯枫、磺胺吡胺、烟酰胺、四环素,单用或与糖皮质激素联合使用。

2. 局部治疗

(1)口腔处理:应保持口腔卫生,可药物含漱,如氯己啶、依沙吖啶、多贝尔溶液等。

(2)保持皮肤清洁卫生,睡悬浮床,减少翻身摩擦,防止创面加深导致继发感染。

(3)无菌注射器抽吸疱液,保留疱皮,碘伏消毒创面,应用重组人表皮生长因子促进愈合,外以凡士林纱布等油性敷料覆盖。

(4)创面加深导致的小范围感染创面需手术扩大清创,应用持续封闭式负压吸引治疗,由于大剂量应用激素,创面清洁后可多次移植刃厚皮片。

(5)大范围深部感染创面通常形成脓腔,深及肌肉层,手术清创需彻底打开脓腔,清除坏死组织,应用持续封闭式负压吸引治疗,待创面清洁后选择直接缝合、局部皮瓣转移或移植刃厚皮片修复。

(三)干燥综合征

干燥综合征(Sjögren's syndrome,SS)即 Sjögren 综合征,又称自身免疫性外分泌腺上皮细胞炎或自身免疫性外分泌病,由瑞典眼科医生 Sjögren 于 1933 年首先报道,是一种主要累及外分泌腺的慢性炎症性自身免疫病;以口腔干燥症,干燥性角、结膜炎,胶原病为主要特征。此病分为原发性和继发性两类,后者伴有另一诊断明确的结缔组织病,如系统性红斑狼疮、类风湿关节炎等。干燥综合征是全球性疾病,90% 以上患者为女性,男女比例约为 1 : 11.2。美国报道:该病平均发病年龄为 (47.8 ± 10.8) 岁。国内的资料:平均发病年龄为 42 岁,病因不明,大多数学者认为 SS 发病与感染、遗传、内分泌等因素有关,还与某些病毒如 EB 病毒、HIV 等有关。

【诊断】

1. 干燥综合征国际标准

Ⅰ 口腔症状(至少1项):①每日感到口干,持续 3 个月以上;②成人腮腺反复或持续肿大;③吞咽干性食物时需用水。

Ⅱ 眼部症状(至少1项):①每日感到不能忍受的眼干,持续3个月以上;②反复的砂子进眼感或砂磨感;③每日需用人工泪液3次或3次以上。

Ⅲ 眼部体征(下述检查至少1项阳性):①Schirmer Ⅰ试验(≤5mm/5min);②角膜染色(≥4 van Bijsterveld 记分法)。

Ⅳ 组织学检查:小唇腺淋巴细胞灶≥1。

Ⅴ 涎腺受损(下述检查至少1项阳性):①涎流率(≤1.5ml/15min);②腮腺造影;③涎腺同位素检查。

Ⅵ 自身抗体:抗 SSA;抗 SSB;或两者都有(双扩散法)。

2. 诊断具体条例

(1)原发性干燥综合征:无任何潜在疾病的情况下,按下述两条诊断:① 符合上述标准中4条或4条以上,但Ⅳ(组织学检查)和Ⅵ(自身抗体)两项中至少有1项阳性;② 标准Ⅲ、Ⅳ、Ⅴ和Ⅵ等4项中任3项阳性。

(2)继发性干燥综合征:患者有潜在的疾病(如任何结缔组织病),符合上述Ⅰ和Ⅱ项中任1项,同时符合Ⅲ、Ⅳ、Ⅴ项中的任1项。

(3)按上述诊断必须排除以下病例:颈、头、面部有放疗史,丙型病毒感染史,AIDS,淋巴瘤,结节病,GVH病,服用抗乙酰胆碱药(如阿托品、莨菪碱、溴丙胺太林、颠茄等)。

【原发病治疗】

1. 全身治疗 是临床上常规的治疗方法,用药可分为免疫抑制药和免疫增强药两种。临床常用的免疫抑制药有羟基氯喹、甲氨蝶呤、环磷酰胺、硫唑嘌呤、甾体和非甾体类抗炎药等,常用的免疫增强药有胸腺肽和干扰素。同时可行扩血管治疗(专科指导下),给予前列地尔等药物,以改善干燥综合征患者脂肪层微循环血供。

2. 局部治疗

(1)对剩余腺体的刺激:对剩余腺体的刺激多数采用 M 受体激动药,如毛果芸香碱(pilocarpine,商品名 Salagen)、西维美林(cevimeline,商品名 EvoXac),此类药物见效快,对各期患者均有较好的疗效,用药后可明显改善患者的口干和眼干症状。

(2)唾液替代品:羧乙基纤维素和黏液素可长期增加口腔表面润湿和润滑作用,已被广泛应用。另外,还有以多聚氧化乙烯和亚麻子多糖提取剂等增稠剂为基础的唾液替代品;多聚甘油甲基丙烯酸酯口腔润湿胶可起到润湿和预防龋齿的双重作用。

(3)针灸治疗:针灸不但可增加唾液分泌,而且可改善味觉,减少唾液黏稠度,改善睡眠及缓解疲劳。针灸治疗的机制是通过针灸刺激神经元,促进释放脉管活性内肽(vasoactive intestinal polypeptide),增加唾液流量,并可长期作用于腺上皮及血管内皮细胞,改善腺体功能及血供。

【皮肤溃疡】

除原发病的症状外,因长期服用激素、皮肤干燥、皮肤末梢血管炎等原因可导致皮肤溃疡,且一旦出现创面经久不愈,如感染加重,溃疡还可能会蔓延扩大。

1. 辅助检查

(1)常规项目。血常规、肝肾功能、血糖、血脂等。

(2)炎性指标。血沉、C反应蛋白等。

(3)类风湿指标。类风湿因子、抗角蛋白抗体、抗磷脂抗体、抗中性粒细胞胞浆抗体、ANA、自身抗体全套、自身抗体定量。

(4)创面细菌培养。

(5)切除病变组织术后送病理。

2. 鉴别诊断

(1)静脉曲张性溃疡:根据病史及基础病检查结果即可鉴别。

(2)白血病并发皮肤黏膜溃疡:此类创面发展较快,通过骨穿及淋巴结活检可确定病因。

3. 治疗

(1)首先请风湿免疫科会诊控制原发病。

(2)尽量以手术修复创面。

(3)在控制原发病阶段可常规换药或使用持续封闭式负压吸引来改善创面条件,如原发病控制不佳则不建议手术。

(4)待手术时机成熟,首选清创植皮手术封闭创面,清创过程中可稍扩大切除坏死灶,深度视溃疡深度而定,皮片以刃厚皮为宜,如创基不能满足植皮条件,可以生物敷料覆盖外以持续封闭式负压吸引暂时封闭创面,培养创基,待创基条件允许时方可植皮。

(5)因此类患者局部血供较差,且部分患者伴有血管炎等病症,故不建议使用皮瓣修复创面。

(李 涛 郝岱峰 李善友 张新健)

缩略语

AID(autoimmune disease)自身免疫性疾病

六、血液病相关性皮肤溃疡

(一)血小板增多症致皮肤溃疡

血小板增多症是一种骨髓增生性疾病,其特征为出血倾向及血栓形成,部分患者表现为皮肤损伤,出血者可表现为皮肤黏膜瘀斑、紫癜,血管栓塞严重者还可导致肢体缺血坏死、溃疡形成及坏疽。

1. 原发性血小板增多症 是一种原因不明的骨髓增生性疾病,本病的主要特点是外周血中血小板升高,伴有出血倾向,血栓形成,肝、脾大和粒细胞增多等。

2. 继发性血小板增多症 多见于脾切除后、脾萎缩、急或慢性失血、外伤及手术后。慢性感染、类风湿关节炎、风湿病、坏死性肉芽肿、溃疡性结肠炎、恶性肿瘤、分娩、肾上腺素等药物反应也可引起血小板增多。

【发病机制】

血小板增多症皮肤表现的发生、发展与其出血倾向及血栓形成密切相关。出血是由于血小板功能缺陷,黏附及聚集功能减退,血小板第三因子降低,5-羟色胺减少及释放功能异常。部分患者尚有凝血机制不正常,毛细血管脆性增加。因血小板过多,活化的血小板产生血栓素,易引起血小板的聚集和释放反应,可在微血管内形成血栓。

以上机制可引起皮肤软组织病理生理性改变,导致溃疡形成。

【临床表现】

1. 血小板增多症原发病典型表现 出血倾向及血栓栓塞,血栓发生率较出血少;血小板计数≥$400×10^9$/L,严重者可达$2\,000×10^9$/L。

2. 好发部位 四肢部位多见,尤其足底、踝等易磕碰摩擦处常见。

3. 皮肤表现 出血者可表现为皮肤黏膜瘀斑、紫癜,血管栓塞严重者还可导致肢体缺血坏死、溃疡形成及坏疽,重症者皮损进展较快。

【并发症】

并发症主要以出血性疾病和血栓栓塞性疾病为主,出血倾向者可出现鼻衄、牙龈出血、血尿,重者可出现消化道出血;血栓形成可导致重要脏器血管栓塞,如肺、脑、肾、脾及肠系膜血管栓塞;溃疡创面可导致感染。

【辅助检查】

1. 常规项目是血小板计数。

2. 骨髓检查。

3. 出凝血指标。

4. 血管造影。

5. 创面细菌培养。

6. 切除病变组织术后送病理。

【鉴别诊断】

1. 血管性溃疡　诊断原发病血小板增多症,结合典型临床表现即可鉴别。

2. 羟基脲致小腿溃疡　停用羟基脲病情缓解,根据病史及病程即可鉴别。

【治疗】

治疗原则:首先控制血小板增多症原发病病情,皮损严重者以手术修复创面,合理选择及适量使用控制血小板增多症的药物。

1. 全身综合治疗

(1)请血液科会诊明确原发病诊断并指导治疗。

(2)给予补液及营养支持治疗。

(3)积极治疗和预防伴随出血和血栓症状。

(4)尽快降低血小板至正常范围。

(5)如药物效果不显著,必要时可应用单采血小板。

2. 局部治疗

(1)在控制原发病阶段按常规方法换药治疗,如原发病控制不佳则不建议手术。

(2)局部创面可应用持续封闭式负压引流或换药治疗。

(3)因血小板功能异常,不建议应用自体单采血小板制备富血小板血浆凝胶(PRP)用于创面,但可采用单采方法迅速降低血小板数量至接近正常范围。

(4)可应用胶原蛋白海绵及人工真皮促进创面愈合。

(5)待手术时机成熟,首选清创植皮手术封闭创面,清创过程中可稍扩大切除坏死灶,深度视溃疡深度而定,皮片以容易成活的头部刃厚皮为宜,必要时反复多次植皮积极封闭创面。

(二)真性红细胞增多症相关性皮肤溃疡

真性红细胞增多症是一种以克隆性红细胞增多为主的骨髓增生性疾病,临床病理基础是血容量增多,血黏度增高,导致全身各脏器血流缓慢及组织缺氧,发生出血及血栓形成等并发症。可导致瘙痒、丘疹、溃疡等不同程度的皮肤表现。

真性红细胞增多症常于中老年发病,男性多见。起病隐匿,偶然查血发现。血液黏滞度增高可导致血流缓慢和组织缺氧,表现为头痛、眩晕、多汗、疲乏、健忘、耳鸣、眼花、视力障碍、肢端麻木和刺痛等症状。伴血小板增多时,可有血栓形成和梗死。常见于四肢、肠系膜、脑及冠状血管,严重时瘫痪。部分患者肝、脾大。

【临床表现】

不同程度的瘙痒是本病一个常见且具有特征性的症状,约40%的患者伴发瘙痒;患者若首发瘙痒,常因其皮肤临床表现而掩盖或忽视原发病,造成漏诊或误诊。

皮肤症状出现较晚,主要表现为皮肤和黏膜显著红紫,尤以面颊、唇、舌、耳、鼻尖、颈部和四肢末端(指趾及大小鱼际)为甚。常伴有皮肤瘙痒,呈典型的高原红面容。真性红细胞增多症相关性溃疡最初常表现为无明显诱因的皮肤红斑、丘疹,伴瘙痒,搔抓后会出皮肤糜烂、溃疡,溃疡面不断加深、扩大,并相互融合,表面出现分泌物,疼痛剧烈。

【辅助检查】

1. 血常规 红细胞容量增加,血浆容量正常;红细胞计数$(6\sim10)\times10^{12}/L$,血红蛋白$170\sim240g/L$;白细胞增多,$(10\sim30)\times10^9/L$;可有血小板增多,$(300\sim1000)\times10^9/L$。

2. 血液流变学 血液黏滞度为正常的5~8倍。

3. 骨髓涂片 各系造血细胞显著增生,脂肪组织减少;粒红比例常下降;铁染色显示贮存铁减少;巨核细胞增生常较明显。

4. 血液生化 多数患者血尿酸增高;可有高组胺血症和高组胺尿症;血清维生素B_{12}及维生素B_{12}结合力增加;血清铁降低;血液和尿中红细胞生成素(EPO)减少。

5. 皮肤组织病理检查 表皮轻度变薄,基底层色素增加,真皮浅层胶原轻度水肿,多数血管显著扩张充血,红细胞外渗,血管内可有血栓形成,皮下组织有出血及含铁血黄素沉着;病程长者可见小血管内皮细胞轻度肿胀,管周有少许淋巴细胞浸润。

【鉴别诊断】

1. 原发病诊断 请血液科及时会诊,仔细查找是否有相关疾病,除外继发因素。

2. 自身免疫相关性溃疡 行自身免疫相关性检查。

3. 药物过敏引起的红皮病 有明确的服药史,有一定的潜伏期,突然发病,皮疹多对称伴瘙痒,有停用致敏药物或用抗组胺和糖皮质激素治疗可使症状明显减轻的特点。

【治疗】

1. 原发疾病的治疗 本病最重要的治疗为原发疾病的控制,包括静脉放血、放化疗和生物疗法等。静脉放血可在短时间内使血容量降至正常,使症状减轻;化疗以羟基脲为首选,对真性红细胞增多症有良好抑制作用,且致白血病的不良反应非常小,但使用羟基脲本身就可能导致皮肤软组织损伤,详见"羟基脲致皮肤软组织损伤"一节;α干扰素有抑制细胞增殖作用,治疗本病有确切疗效;随着原发疾病的治疗,皮肤症状可随之缓解。

2. 全身治疗 患者一般情况较差或合并其他内科疾病或有原发其他系统的表现时,需进行全身治疗及合并症的治疗,积极进行全身情况及营养状况的调理,及时检测、复查相关指标等。

3. 皮肤溃疡的处理 瘙痒者口服抗组胺药物,外用镇痒药物涂搽;局部疼痛症状明显者可适当口服镇痛药物;皮肤溃疡治疗包括传统换药治疗、持续封闭式负压引流技术及手术治疗。早期可应用抑菌抗感染、刺激再生的药物进行换药治疗;持续封闭式负压引流技术可吸取创面渗液,加快坏死组织溶脱过程,促进创面愈合;如条件允许则手术治疗,首选扩创后植皮手术,争取一期封闭,但因植皮成活率较低,一般考虑移植刃厚皮片,可能需反复植皮。

(三)白血病相关创面

白血病是造血系统的恶性肿瘤性疾病,导致全身组织及器官受损,可出现多种特异性及非特异性皮肤损害。特异性指恶性细胞直接侵犯皮肤组织所致;非特异性更为常见,往往是皮肤针对肿瘤所产生的反应性皮肤损害;皮肤破溃可以是白血病的首发表现。

【发病机制】

白血病特异性皮肤破溃是恶性肿瘤细胞直接浸润至表皮、真皮乃至皮下脂肪所致,由于浸润程度和深度的不同可表现为丘疹、斑块及结节;非特异性局部无明显肿瘤细胞浸润,可出现皮疹及溃疡,局部感染及出血常与全血细胞下降有关。

【临床表现】

1. 皮肤多发结节、破溃,常伴有淋巴结肿大及高热。
2. 口腔、鼻黏膜多发溃疡及肿胀。
3. 创面触痛较明显,部分创面进展较快。

【辅助检查】

1. 实验室检查 血液检查常伴有贫血及白细胞明显异常;骨髓检查可见骨髓中细胞增生明显活跃,白细胞某一系列显著增生。

2. 创面组织病理检查 常呈炎性肉芽肿改变,真皮层可见大量嗜酸性粒细胞及淋巴细胞浸润。

3. 细菌培养 创面取分泌物做细菌培养,合理抗感染治疗。

【治疗】

1. 全身治疗

(1) 骨髓移植、化疗(与创面治疗相结合)等白血病系统治疗

(2) 营养支持治疗,输血、补充白蛋白等

(3) 抗感染治疗,针对创面菌培养选用相应抗生素

2. 创面治疗

(1) 清创换药治疗:较小创面,可床旁清创换药治疗,避免使用生长因子类药物,尽可能用生物敷料覆盖创面,避免裸露。

(2) 持续封闭式负压引流治疗:应用期间注意保护创周健康皮肤,应用于四肢创面时,避免环形受压。

(3) 手术植皮治疗:较大创面或进展较快创面需行手术植皮治疗,术中清创时超过创面边缘 0.5cm,移植皮片以刃厚皮为主,因患者植皮成活率偏低,常需多次植皮封闭创面。

(4) 物理治疗:红光理疗仪、半导体理疗仪。

(四)皮肤淋巴瘤

淋巴瘤是血液系统的恶性肿瘤,可发生于身体的任何部位,皮肤淋巴瘤是指疾病发展过程中以皮肤为主要的受累器官;其中 T 细胞肿瘤约占 75%,B 细胞肿瘤约占 25%。

【分类】

1. 皮肤 T 细胞淋巴瘤 可分为蕈样肉芽肿(最常见)、经典型皮肤淋巴瘤、脂膜炎性淋巴瘤等。

2. 皮肤 B 细胞淋巴瘤 可分为原发性皮肤滤泡中心性淋巴瘤(最常见)、边缘区 B 细胞淋巴瘤、大 B 细胞淋巴瘤等。

【临床表现】

1. 皮肤改变

(1)早期为红斑期:表现与普通炎症性皮肤病相似,出现斑疹、红色斑块伴瘙痒。

(2)中期为斑块期:可见浸润性暗红斑块,斑块常大于 1cm,可呈多发皮肤破溃。

(3)晚期为肿瘤期:可见红色或紫色的肿物破溃,形成溃疡或外生性肿物。

2. 全身症状 高热、脾大、全血细胞减少等。

【辅助检查】

1. 血常规、生化 初期无明显异常,后期可见全血细胞减少,血生化可有血沉增快。

2. 骨髓涂片 部分可见淋巴瘤细胞、细胞体积较大、形态明显异常,可见"拖尾现象",并可见嗜血细胞增多及嗜血现象。

3. 组织病理检查 可见多种炎症细胞的混合增生,并可见诊断性的 R-S 细胞及变异性细胞,免疫组化异常。

4. 细菌培养 创面取分泌物做菌培养,合理抗感染治疗。

【治疗】

1. 全身治疗

(1)化疗、放疗等血液病系统治疗。

(2)营养支持治疗。

(3)抗感染治疗,针对创面菌培养选用相应抗生素。

2. 创面治疗

(1)清创换药治疗:较小创面,可床旁清创换药治疗,避免使用生长因子类药物,避免创面裸露,用生物敷料覆盖创面。

(2)持续封闭式负压引流治疗:应用期间注意保护创周健康皮肤,应用于四肢创面时,避免环形受压。

(3)手术植皮治疗:较大创面或进展较快创面需行手术植皮治疗,术中清创时超过创面边缘,移植皮片以刃厚皮为主,因患者植皮成活率偏低,常需多次植皮封闭创面。

(张海军 郝岱峰 赵景峰 陈泽群)

七、瘢痕溃疡

烧创伤或手术等医源性伤口愈合后,形成的陈旧性瘢痕组织,由于表皮层薄,组织脆性高、弹性差,在活动牵拉、反复摩擦、外伤等外力作用易发生溃破,迁延不愈,复发率高,形成瘢痕溃疡。

【病因】

瘢痕溃疡好发于肢体关节或易摩擦部位,因反复活动牵拉而难于愈合或复发。随病程迁延,创面边缘形成环形陈旧瘢痕,溃疡面老化,基底纤维板由薄变厚、由软变硬。其下方的微血管血流无法滋养表层细胞,造成表层细胞缺血缺氧、坏死液化、经久不愈、反复发作。

【临床表现】

1. 瘢痕溃疡以单发者多见。

2. 溃疡形状深浅大小各异,溃疡边缘呈环状陈旧瘢痕改变,中心区呈苍白色,厚薄不一,溃疡面擦拭无新鲜渗血、痛感迟钝。

3. 大多数溃疡有脓性或污秽分泌物,部分恶臭。

4. 反复破溃经年不愈的瘢痕溃疡,如创面形态呈菜花状或火山口状,伴恶臭异味者,应高度怀疑恶变可能。

【辅助检查】

1. 分泌物送细菌培养并行药物敏感试验。

2. 怀疑癌变患者,可行术中冰冻切片。

3. 术后切除病变组织需送病理检查。

【治疗】

1. 换药疗法 适用于有愈合可能(如创基血供较好)或不适于手术患者(如心肺功能不全者)。

(1)可隔日换药。

(2)可行持续封闭式负压吸引治疗。

2. 手术疗法 若正规换药 2 周后创面仍未见好转或创基苍白,可考虑行手术治疗。

(1)术前根据不同类型及部位的瘢痕溃疡设计切除范围、深度和修复方法。

(2)普通瘢痕溃疡,可行清创手术后,刃厚皮片植皮封闭创面。

(3)瘢痕溃疡位于关节功能部位,可行中厚或全厚皮片植皮封闭创面。

(4)贴骨瘢痕溃疡,行清创手术时应考虑裸露骨质可能,若创基条件尚可,可行刃厚皮片植皮封闭创面,若清创后裸露骨质,可按照露骨瘢痕溃疡处理。

(5)露骨瘢痕溃疡,清创时应注意保全骨膜,可行皮瓣手术封闭创面,亦可一期行胶原蛋白海绵人工真皮或富血小板血浆凝胶覆盖创面,待肉芽组织覆盖骨质后,二期行植皮封闭创面。

(6)已确诊或高度怀疑癌变病例,应在距离溃疡外缘2～3cm扩创切除,尽可能对基底部完整切除,对性质不清者,应行术中冰冻切片,明确诊断和周边基底无癌细胞浸润后,游离植皮覆盖。

【预防与康复】

1. 烧创伤或接受外科手术者,愈合后应早期进行抑制瘢痕增生治疗,并适度功能锻炼。

2. 对关节处挛缩性瘢痕,应及时整形手术治疗,纠正畸形状态,恢复关节正常运动形态,是避免后期出现瘢痕溃疡的关键。

3. 对陈旧性瘢痕,如反复破溃或创面迁延不愈者,建议尽早治疗,以免发生恶变,贻误治疗时机。

4. 瘢痕溃疡创面修复后,应弹力压迫治疗,并加强局部保护措施,避免再次损伤破溃。

(郝岱峰　李　涛　付顺来)

八、放射性溃疡

放射性溃疡系皮肤软组织受放射线损伤形成的溃疡,合并感染后常迁延不愈,形成慢性溃疡创面,严重者可深及肌肉和骨骼,并伴有神经、血管的损伤。

【病因】

1. 恶性肿瘤放疗后,临床常见为乳腺癌、直肠癌、甲状腺癌等放疗后或放射粒子植入后。

2. 工作关系受到慢性小剂量重复辐射。

3. 核战争或发生核辐射事故,一次性接受大剂量辐射。

【病理基础】

1. 皮肤软组织受放射线损伤后细胞的正常生理代谢发生变化,大量炎细胞、浆液和纤维素渗出,成纤维细胞数量增加。

2. 细胞内酶及染色体的形态和功能受到影响。

3. 局部血管受损,内膜发生炎性水肿,血管壁增厚、管腔变窄甚至闭塞,局部血供障碍。

4. 组织细胞缺血坏死,再生修复能力减弱,导致皮肤破溃形成溃疡。

【临床表现及特点】

1. 创面不规则,周界清楚,伴感染,深及骨骼多伴有骨髓炎,极少或没有肉芽,周围局部淋巴结肿大。

2. 溃疡四周常合并放射性皮炎区,局部皮肤组织弹性差,质地硬,色素沉积,血供差,组织活性差,各层组织纤维瘢痕化严重,形成板化严重的瘢痕组织。

【诊断】

1. 根据受照射病史和临床表现可诊断。
2. 可根据红外线热成像技术、同位素标记血流图、CT、磁共振等确定损伤程度和范围。

【治疗】

1. 镇痛 大部分放射性溃疡创面累及深部组织,特别是血管、神经;局部疼痛症状明显,为缓解患者痛苦可适当口服索米痛片、盐酸曲马多片、羟考酮等药物。

2. 抗感染 放射性溃疡创面血供差,多为感染性创面,通过细菌培养针对菌群应用敏感抗生素药物。

3. 换药治疗 换药治疗对大部分放射性溃疡效果不佳,主要适用于全身状况差、难以耐受全麻手术、溃疡深及胸膜或创面位于重要器官周围无法彻底清创的创面。早期应用抑菌抗感染、刺激再生的药物,如银离子抑菌剂、锌离子抑菌剂、铈离子抑菌剂、生长因子等。

4. 持续封闭式负压吸引治疗 吸取创面渗液,加快坏死组织溶脱过程,促进创面愈合。

5. 高压氧治疗 有条件的医院,可采用高压氧舱全身治疗;高压氧可提高溃疡局部组织的氧含量,改善局部血液循环,促进局部毛细血管增生,加快肉芽组织增生。

6. 手术治疗 如溃疡周围条件允许,首选皮瓣转移手术。

(1)手术指征

①损伤深及真皮以下或真皮下组织缺损。

②损伤特别是溃疡直径大于5cm。

③溃疡或创面经久不愈,特别是有癌变趋势者。

(2)创面受照射的范围不大,应尽可能将所有照射的范围连同边缘色素沉着区连同中心溃疡面一并切除,若放射性皮炎损伤范围广,完全切除后修复困难者,可考虑切除部分距中心溃疡区近的放射损伤区。

(3)手术切除坏死组织后缺损较小、较浅,边缘组织柔软有弹性,可在无张力下直接缝合。

(4)表浅穿透性照射引起的穿透性溃疡,可行游离植皮(优先选择刃厚皮片)。

(5)皮瓣适于覆盖重要部位的缺损,同时可修复肌腱、血管、神经等,特别是骨组织坏死切除后,创面应进行覆盖。临床常用皮瓣有背阔肌皮瓣、胸三角肌皮瓣、脐旁皮瓣、臀大肌皮瓣等。

(6)对于基底条件较差的放射性溃疡,可清创术后应用人工真皮支架、胶原蛋白海绵、富血小板血浆凝胶等覆盖,外接持续封闭式负压吸引装置,促进基底组织生长,为后期植皮或皮瓣手术封闭创面创造条件。

7. 理疗 红光照射、半导体激光照射等促进局部血液循环,加快创面愈合。

8. 营养支持 放射性溃疡患者营养状况一般较差,免疫力、机体自我修复能力弱,多需进行全身治疗,及时复查血常规,补充白蛋白、免疫球蛋白、维生素等。

【手术并发症】

1. 感染 放射性溃疡创基差,常伴有深部组织感染,如清创不彻底会导致术后皮瓣感染。

2. 出血 溃疡临近血管受损,容易破裂出血,影响植皮及皮瓣效果。

3. 窦道 基底活性差或皮瓣血供不佳等原因导致皮瓣修复后转移皮瓣与基底组织粘连不佳,会逐渐形成窦道。

4. 皮瓣坏死 主要与皮瓣血供相关,常见于转移皮瓣的尖端。

5. 切口裂开 放射性溃疡通常清创范围大,清创后转移皮瓣与创缘缝合后张力较大,如切口缝合不紧、术后制动不良、感染等因素都易导致缝合切口裂开。

(张海军 张新健 李 涛)

九、药物性皮肤损伤

羟基脲致皮肤溃疡

羟基脲是一种核苷二磷酸还原酶抑制药,可阻止核苷酸还原为脱氧核苷酸,干扰嘌呤及嘧啶碱基生物合成,选择性地阻碍 DNA 合成,对 RNA 及蛋白质合成无阻断作用,属周期特异性药,对 S 期细胞敏感。在临床上常用于治疗血小板增多症、恶性淋巴瘤、恶性黑色素瘤、胃癌、肠癌、乳癌、膀胱癌、头颈部癌、原发性肝癌及急、慢性粒细胞白血病等。极少数患者在应用过程中会出现皮肤溃疡的不良反应。

【发病机制】

1. 羟基脲为核苷酸还原酶抑制药,抑制嘌呤和嘧啶核苷酸还原作用,从而抑制 DNA 合成,导致细胞在 S 期死亡。皮肤基层角质细胞是上皮细胞中增殖最活跃的细胞,羟基脲选择性作用于分裂最活跃的细胞,基层角质细胞和胶原合成受损,其持续损伤积累到一定程度,修复机制难以代偿,导致溃疡发生。

2. 羟基脲抑制幼红细胞 DNA 合成而不影响 RNA 或蛋白质合成,使羟基脲治疗后发生获得性巨幼红细胞增多症,红细胞巨幼变不利于通过毛细血管,导致皮肤缺氧,引起溃疡。

【临床表现】

初始常为红斑,范围进行性扩大,皮肤破溃、流脓,形成溃疡,疼痛较剧烈。常于服药后 36 个月以后发生,但也有 1 个月内发生的报道。文献报道发病率为 2%~35%,常为多发性。

1. 好发部位 足跟、内外踝等部位。

2. 病理学特点 表皮萎缩,真皮纤维化,血管周围淋巴细胞浸润,血栓形成,血管壁增厚,内皮细胞肿胀。

【辅助检查】

1. 常规项目。血常规、肝肾功能、凝血功能等。

2. 炎性指标。血沉、C 反应蛋白等。

3. 创面细菌培养。

4. 切除病变组织术后送病理。

【鉴别诊断】

其他原因引起的溃疡:根据用药史、病史及病理学检查结果即可鉴别。

【治疗】

治疗原则:首先停用羟基脲,绝大多数患者在停用羟基脲后 1~4 个月溃疡可自行愈合。

1. 全身治疗

(1)请血液科或相关科室会诊明确原发病诊断并指导治疗原发病。

(2)静脉注射前列腺素 E_1 和口服己酮可可碱等药物治疗。

(3)给予补液及营养支持治疗。

(4)对症治疗,给予镇痛、退热治疗。

(5)抗血栓治疗。

2. 局部治疗 局部溃疡创面可应用外用药物换药治疗,对于创面渗出较多者,可行持续封闭式负压引流治疗。

3. 手术治疗 对于顽固性溃疡,首选清创植皮手术封闭创面,清创过程中扩大切除溃疡病灶,皮片以容易成活的刃厚皮为宜。

十、大疱性表皮松解症继发溃疡感染

大疱性表皮松解症是一组皮肤黏膜受轻微外伤或摩擦后形成水疱、大疱的遗传性皮肤病,异常的伤口修复可导致慢性损害和结痂,甚至出现深部溃疡感染、癌变。

【病因及发病机制】

大疱性表皮松解症是一种自身免疫性疾病,病因不明,有研究发现与体内产生抗Ⅶ型胶原抗体和 HLA-

DR2 阳性有关。

遗传性大疱性表皮松解症由基因突变导致,获得性大疱性表皮松解症与体内异常抗原抗体反应有关。

编码表皮和基底膜带结构蛋白成分的基因突变,使这些蛋白合成障碍或结构异常,导致不同解剖部位水疱的产生。

【临床表现】

大疱性表皮松解症分为遗传性(先天性)和获得性两种,分型复杂,但共同特点如下。

1. 皮肤在受到轻微摩擦或碰撞后出现水疱及血疱。
2. 好发于肢端及四肢关节伸侧,严重者可累及机体任何部位。
3. 皮损愈合后可形成瘢痕或粟丘疹。
4. 肢端反复发作的皮损可使指趾甲脱落。

【辅助检查】

1. 查体。家族史、临床特点。
2. 免疫组化。
3. 透射电镜。

【鉴别诊断】

1. 大疱类天疱疮。
2. 天疱疮。
3. 大疱性多行红斑。

【治疗】

治疗原则:精心护理,保护局部,避免外伤、摩擦、受热,防止继发感染,避免高温环境,避免引起创伤的活动。

1. 全身综合治疗

(1)请皮肤科会诊明确原发病诊断并指导治疗。

(2)根据细菌培养及药敏试验结果,给予足量有效抗生素抗感染治疗。

(3)支持疗法。因患者体质虚弱,抵抗力下降,应给予高蛋白、多种维生素饮食,进食困难者,可由静脉补充液体,或少量输血,或进流食。

(4)对症治疗。给予镇痛、退热治疗。

(5)激素治疗。糖皮质激素是首选药物,开始以大剂量控制病情,并定期复查,病情好转、减轻或控制后,可逐渐减量,直减至维持量和逐渐停药,疗程长短视病情而定。

(6)免疫球蛋白。大剂量免疫球蛋白可导致病情很快缓解,但持续时间短。

(7)可选用维生素、枸橼酸钠。此外,苯妥英钠能抑制皮肤的胶原酶,可选用。

2. 基因治疗 通过同源重组技术去除患者的缺陷等位基因。

3. 局部治疗 治疗方案基本同天疱疮治疗(详见"天疱疮继发溃疡感染"章节)。此外,如创面癌变,需扩大、加深切除,选择植皮封闭创面,根据病理结果并参考肿瘤科意见决定是否行放化疗。

4. 其他 中医疗法。

(张新健　冯　光)

十一、毛囊闭锁三联征

毛囊闭锁性三联征是一种少见的常染色体显性遗传病,是化脓性汗腺炎、聚合性痤疮与头部脓肿性穿凿性毛囊周围炎三种疾病的总称。

【发病机制】

本病的发病机制为毛囊闭锁、大汗腺口过度角化或排出不畅、聚集的毛囊炎及毛囊周围炎在深部融合,当细菌继发感染时则形成脓肿,脓肿破溃后形成窦道、流脓。

本病的发生与肥胖、多汗、局部卫生欠佳、搔抓、皮脂腺分泌旺盛、吸烟、酗酒、内分泌紊乱等多种因素有关。

【临床表现】

1. 聚合性痤疮 不同于寻常痤疮,好发于面颊、后背部及臀部。起病缓慢,初起有粉刺、丘疹、脓疱及囊肿等;皮损逐渐融合,成为囊肿,触之柔软有波动感;破溃后流出恶臭的脓性或黏液性浆液,形成窦道,在皮下彼此相通;皮肤上形成萎缩或增生性疤痕。

2. 化脓性汗腺炎 多发生在大汗腺分布部位,如腋窝、肛门及外生殖器周围,可累及臀部。

(1)急性化脓性汗腺炎:局部红肿、浸润、触痛、深在性结节、脓肿,破溃后形成窦道,溢脓。

(2)慢性化脓性汗腺炎:深在脓肿,通过窦道向外排脓,皮肤破溃形成不规则的瘢痕,尤其在腋窝、肛门和外生殖器周围有许多脓肿、窦道,流出脓血,软组织高度肿胀；窦道可融合成片，皮下发生广泛坏死，皮肤溃烂，可扩展到肛门周围、阴囊、阴唇、骶尾部、臀部、腰部和股部，常导致硬化及疤痕形成。

3. 头部脓肿性穿凿性毛囊周围炎 是一种发生在头部毛发处的聚合性痤疮。毛发部位发生散在深部毛囊炎和毛囊周围炎，呈炎性结节、囊肿和脓肿；头皮下互相穿凿、贯通，形成窦道，伴有溢脓、流血；挤压一处皮损，脓液可从许多窦道流出，呈筛孔状。

【辅助检查】

1. 基因组测序。该病致病基因位于1号染色体，可行基因测序明确是否存在致病基因。

2. 创面细菌培养及药敏。

3. 睾酮水平检测。

【诊断及鉴别诊断】

1. 患者主要为青壮年男性，有家族史。

2. 诊断要点如下。

(1) 皮肤呈油性。

(2) 面部、胸部、背部有典型聚合性痤疮。

(3) 头部有多发性脓肿，呈现典型筛孔状，头皮肿胀，呈蜂窝织炎状。

(4) 腋窝、肛周、外生殖器多发囊肿、脓肿、溢脓血，形成窦道和瘢痕。

3. 本病应与秃发性毛囊炎、枕部乳头状皮炎、多发性疖病、增殖性脓皮病、放线菌病、腹股沟肉芽肿、性病性淋巴肉芽肿等相鉴别。

【治疗】

1. 系统治疗

(1)口服维胺脂:具有抑制毛囊角化、减轻毛囊闭锁、抑制皮脂分泌及局部抗炎作用。成人每次服25~50mg,每日2~3次。

(2)糖皮质激素:应用小剂量糖皮质激素有助于炎症消退和阻止组织破坏,可口服泼尼松龙,每日20~30mg,服1~2周。

(3)敏感抗生素抗感染:根据临床经验及细菌培养结果选择抗生素进行足剂量、足疗程治疗,应考虑存在厌氧菌感染的可能性。

(4)纠正贫血、低白蛋白血症等内环境紊乱。

2. 局部治疗 首选手术治疗。

(1)非手术治疗:主要为局部换药治疗,换药前可行盐水浸浴,常规消毒清创后外用银锌抑菌霜、莫匹罗星软膏等外用药物,外以多层敷料包扎,每日更换;或行局部持续封闭式负压引流治疗,可行庆大霉素盐水或百克瑞等持续冲洗。

(2)手术治疗

①局部切开引流。对单个脓肿早期切开引流能够控制感染扩散,但不能根除病变部位的毛囊、汗腺、皮脂腺。

②扩创后植皮或行皮瓣转移治疗。彻底扩大清除病变范围感染的皮肤及皮下组织,皮片或皮瓣修复创面;注意清创范围要略大于病变范围,彻底清除病变皮脂腺、汗腺及毛囊,根除原发病灶。

非手术治疗及局部切开引流治疗难以彻底清除病灶,病情暂时改善后易复发,建议积极采取扩创后植皮或行皮瓣转移治疗。

【手术步骤和技术要点】

1. 病变部位往往位于难以加压包扎固定部位,植皮或皮瓣转移后为防止移植皮片固定不良或皮瓣撕脱,需行持续封闭式负压引流治疗。

2. 病变范围较大,可多次手术清创,以保证基底清洁。

3. 病变范围较大,可分次修复。

4. 范围较大创面,非功能部位建议行邮票皮片修复,以保证植皮成活。

5. 关节部位需功能位植皮或皮瓣手术,防止术后出现功能障碍。

【术后处理】

1. 防止术区受压,背部、臀部等部位术后可卧悬浮床。

2. 及时更换负压,保持负压引流通畅。

3. 病变部位位于腋窝,术后需予以肩关节外展并制动。

【预防与康复】

1. 注意皮肤卫生,加强身体锻炼,增进皮肤的抵抗力。

2. 保持皮肤功能的完整性。对于皮肤病,尤其是瘙痒性皮肤病,应及时进行合理治疗,防治皮肤损伤,避免搔抓及皮肤摩擦等刺激。

3. 不要使用公共衣帽、毛巾、面盆等物品,防止接触传染。

4. 避免吸烟、酗酒,应多饮水,多吃新鲜蔬菜与水果。

5. 低脂饮食,减肥,避免肥胖。

6. 愈合后行常规药物抑疤、弹力套加压等治疗,若病变部位位于关节位,还需加强关节部位功能锻炼。

(冯 光 李善友 郝岱峰)

十二、藏毛窦

藏毛窦一词来源于拉丁文,意为"毛发之巢",是皮肤软组织内一种慢性窦道或囊肿,也可表现为急性脓肿,内藏毛发是其特征。二战时期美国士兵因长期乘坐吉普车行驶在颠簸的路上易罹患此病,又称为"吉普座病",发病率约为 26/100 000,常见于青壮年,好发于骶尾部,因易复发,常反复破溃,难以愈合,严重影响患者的生活质量。

【病因】

1. 先天性 由于骶尾部骶管囊性残留或骶尾部中央缝畸形发育,导致皮肤内含物形成窦道或囊肿。

2. 后天性 由于外伤、手术、异物刺激和慢性感染引起毛发向骶尾部皮下穿透而引起的疾病。此学说由 Patey 在 1946 年首先提出,病理显示为异物性肉芽肿,目前获得广泛认可。多毛、久坐、肥胖等是藏毛窦好发的危险因素。

【临床表现】

1. 静止期 可见皮肤呈现一个或多个不规则孔洞。

2. 急性期 主要和首发症状是在骶尾部发生急性脓肿,局部有红、肿、热、痛等急性炎症表现。内藏毛发是其特点,但不是唯一标准。

【辅助检查】

1. X 线窦道造影或 CT 三维重建 明确范围及窦道走向。

2. MRI 骶尾部周围软组织显示较清晰。

【诊断】

1. 急性期发病,以男性青壮年为主。

2. 骶尾部有急性脓肿、硬结或存在有分泌物的慢性窦道口时,应考虑本病。

3. 如发现有小窦道口并有毛发钻出,结合病理可确诊。

4. 辅助检查可明确病变范围及窦道走行,窦道一般不与直肠相通,与骶尾骨亦无关系。

【鉴别诊断】

本病应与疖、肛瘘、肉芽肿相鉴别。

1. 疖 是一种化脓性毛囊及毛囊深部周围组织的感染。

2. 痈 是由金黄色葡萄球菌感染引起的多个临近毛囊的深部感染。

3. 肛瘘 其外口一般距肛门较近,有肛门直肠脓肿病史。

4. 结核性肉芽肿 与骨相连。X线检查可见骨质破坏,身体其他部位有结核病变。

5. 梅毒性肉芽肿 有梅毒病史,梅毒血清反应阳性。

【治疗】

1. 非手术治疗 抗感染治疗,局部苯酚注射等,病原菌常为厌氧菌和需氧菌的混合感染。只能控制症状,复发率高,非首选。

2. 手术治疗 若出生后确诊为藏毛窦,建议尽早手术治疗,避免成人后出现感染并发症。

(1)术中要充分暴露病变组织,尽量将肉芽组织、毛发完全清除,可在窦道中注射亚甲基蓝注射液染色,确定清除范围。

(2)临床上根据清创后的创面立体形态将其分为A、U、V三种类型,简称"AUV"分型,根据不同分型,采用不同的手术方式。

①"V"型:"口大底小",底部组织量充足,表面皮肤缺损稍大,但周围皮肤相对松弛,采用全层直接缝合,底部无死腔形成。

②"A"型:"口小底大",底部组织量缺损较大,表面皮肤松弛缺损小,采用富血小板血浆凝胶填充缺损后直接缝合,可避免底部死腔形成。

③"U"型:"口底皆大",自上而下全层组织缺损量皆较大,通常采用局部转移皮瓣修复。

【术后处理】

1. 术后抗感染治疗,可用广谱抗生素及抗厌氧菌的药物。

2. 可用持续封闭式负压吸引装置固定术区。术后应尽量采取俯卧位,轴型翻身,尽量避免术区剪切力、缝合处牵拉。

3. 为防止术后大便污染术区,可先行肠道准备,必要时可禁食,并以静脉营养支持治疗,减少排便次数。

(张海军 赵景峰 冯 光)

十三、窦道与瘘管

窦道是由深部组织通向表面的病理性盲管。瘘管是两端开口的病理性通道样缺损。

【病因】

1. 感染 慢性感染,常伴有脂肪组织液化、骨髓炎,如压疮、糖尿病足病、藏毛窦等。

2. 手术及外伤 术后、外伤后伤口愈合不良,或因外伤及手术时存留于体内的异物如弹片、砂石、纱布、内固定物等所引起。

3. 先天性因素 与遗传因素有关,如先天性耳前瘘管等。

【临床表现】

1. 不易愈合,常有手术外伤史或感染病史。

2. 局部外口红肿,常伴有脓性分泌物流出,异味明显。

3. 常伴有发热症状,通道形态多样,多为细而狭长。

【辅助检查】

1. 血常规、血生化等检查。

2. 取创口分泌物做细菌培养及药敏实验。

3. B超检查,查看窦道及瘘管的位置及形态。

4. CT造影检查。沿外口向内加压注入碘比醇注射液,以贴膜封闭外口,行CT检查。

【治疗】

1. 非手术治疗 对窦道较浅的患者效果较好。

(1)选用敏感抗生素抗感染治疗。

(2)换药治疗。清除窦道表面坏死组织,可使用成纤维细胞生长因子等刺激创面肉芽生长,促进愈合。

(3)持续封闭式负压吸引治疗。清除窦道表面坏死组织后,可将负压材料填塞至窦道腔,窦道末端留存少许空隙勿塞满,以备肉芽增生的空间,或将富血小板血浆凝胶填充窦道后行持续封闭式负压吸引治疗。

(4)半导体激光照射或红光照射理疗。

(5)应用聚乙缩醛敷料抗生物膜治疗,避免窦道内形成生物膜。

2. 手术治疗 大多数窦道及瘘管都需要手术治疗。

(1)先行CT检查,确定窦道位置及形态,确定手术范围。

(2)术中向外口注入亚甲基蓝注射液,沿染色部位彻底切除管道壁及病变组织,缝合封闭创面。若清创后缺损组织较大,直接缝合易残留死腔,可填充富血小板血浆凝胶及人纤维蛋白黏合剂后再直接缝合封闭创面。

(3)若手术切除范围较大,切口张力高,无法直接缝合,可局部转移皮瓣覆盖、封闭术区切口。

(4)特殊部位的瘘管,如肛门瘘管,术中需保护肛门括约肌,避免出现术后大便失禁,可采用挂线法,术后坐浴换药治疗。

【术后处理】

1. 术后使用抗生素抗感染治疗。
2. 可使用持续封闭式负压吸引装置固定术区。
3. 如术区位于肛周,可术后禁食,予以静脉营养支持治疗,减少排便次数,确保术区清洁。
4. 如肛周术区创面较大,或感染较重,可暂行结肠造瘘,防止大便反复污染术区。

(张海军 赵景峰 冯 光)

十四、体表肿物

体表肿物是指位于身体表面,发源于皮肤及附属器、皮下及深部软组织而在体表可以触及的包块。

体表肿物分为肿瘤性和非肿瘤性肿物两大类。

常见良性肿瘤有脂肪瘤、纤维瘤、血管瘤、皮样囊肿等。

常见恶性肿瘤有基底细胞癌、鳞状细胞癌、纤维肉瘤、黑色素瘤等。

【病因】

1. 色素痣 由痣细胞组成的良性新生物,属于发育畸形,黑素细胞在由神经嵴到表皮的移动过程中,由于偶然异常,造成黑素细胞的局部聚集而成。日晒可增加暴露部位色素痣的数量。

2. 皮脂腺囊肿 又称"粉瘤",是皮脂腺排泄管阻塞,皮脂腺囊状上皮被逐渐增多的内容物膨胀而形成的皮肤肿块,囊内为白色凝乳状皮脂腺分泌物,并非真性肿瘤。

3. 脂肪瘤 常见体表肿瘤,来源于增生的成熟脂肪组织,在慢性炎症刺激、全身脂肪代谢异常等诱因条件下,脂肪瘤致瘤因子活性增强,形成基因异常突变,使正常的脂肪细胞异常增生,并向体表突出的肿块。

4. 纤维瘤 源自纤维结缔组织的良性肿瘤。病因不明,有些病例可能与创伤或射线照射有关。

5. 血管瘤 起源于血管组织的先天性良性肿瘤。

6. 神经纤维瘤 原发于神经主干或末梢的神经轴索鞘的雪旺细胞及神经束膜细胞的良性肿瘤。

7. 皮样囊肿 属先天性疾病,多由于胚胎发育时期皮肤细胞原基偏离所形成的先天性囊肿,属错构瘤。

8. 表皮样囊肿 由移位的皮肤表层细胞所生成的囊肿,多因外伤将表皮植入皮下而形成,又称植入性或外伤性表皮囊肿。

9. 基底细胞癌 多与暴露部位的皮肤受外界因素刺激损害有关。例如,日光长期暴晒,过量的放射线照射,化学物质(主要为无机砷类)刺激,创伤性因素(如慢性溃疡),以及一些已患有癌前病变(如皮脂腺痣、乳头状汗管囊腺瘤及恶变前纤维上皮瘤等)的患者易发生基底细胞癌。

10. 鳞状细胞癌 其发生与环境有关,尤其与阳光刺激有明显关系。日光长期暴晒和慢性刺激是主要发病潜因,外伤、放射线照射、焦油类衍生物亦可诱发本病,盘状红斑狼疮、慢性溃疡、黏膜白斑、烧伤瘢痕及长期不愈的肉芽肿均可诱发鳞癌。

11. 皮肤纤维肉瘤 发生于真皮的恶性肿瘤,来源于成纤维细胞或组织细胞,病因和发病机制不明。

12. 黑色素瘤 恶性黑色素瘤是由皮肤和其他器官黑素细胞产生的肿瘤。颜面部的恶性黑色素瘤常在色素痣的基础上发生,主要是由交界痣或复合痣中的交界痣成分恶变而来;口腔内的恶性黑色素瘤常来自黏膜黑斑,约有 30% 的黏膜黑斑可发生恶变。

【临床表现】

1. 色素痣 多为圆形,大小不一,散在分布,界限清楚,边缘规则,色泽均匀,表面光滑,因色素含量不同,不同部位的痣常呈不同颜色。

2. 皮脂腺囊肿 是最为多见的一种皮肤良性肿瘤,尤其是处于生长发育旺盛期的青年人。多见于面部、胸背部等油脂旺盛的部位,有时可见到皮脂腺开口被堵塞后形成的小黑点。生长十分缓慢,但患者仍能感到其在逐渐增大。

3. 脂肪瘤 最常见于颈、肩、背、臀和乳房及肢体的皮下组织,面部、头皮、阴囊和阴唇亦多见;极少数可出现于原来无脂肪组织的部位。发展缓慢,大多对机体无严重不良影响,恶变者甚少。

4. 纤维瘤 单发或多发,表面光滑呈局限性隆起,或呈乳头状,有色素沉着,触之柔软。根据组织成分和性质可分为软纤维瘤和硬纤维瘤。硬纤维瘤有浸润性,易恶变为纤维肉瘤,局部切除后复发率高。

5. 血管瘤 常见于新生婴儿,两性相等,既多发于头、面、颈部,也可见于全身任何部位。压之褪色或缩小。因部位、面积、性质、累及范围不同,可导致形态异常和功能障碍,可并发溃破出血,或继发感染。

6. 神经纤维瘤 多见于皮肤组织,也可发生在胸、腹腔内,单发或多发。表浅的神经纤维瘤,有包膜,不发生恶变;较深而位于软组织内的神经纤维瘤,没有包膜者,不断长大后有恶变为神经纤维肉瘤的可能。神经纤维瘤病则以皮肤组织的牛奶咖啡斑和神经纤维瘤为典型的主要特征。病史较长,发展缓慢。

7. 皮样囊肿 多见于婴儿,为直径 1~4cm 的皮下结节,其表面皮肤可活动,但基底常粘连固定,不易推动,质较软,有波动或面团样感。一般增长缓慢。最常见部位为眼周。

8. 表皮样囊肿 肿物质地较硬,有囊性感,基底可以推动。

9. 基底细胞癌 属于低度恶性的皮肤肿瘤,是最常见的皮肤癌之一。老年人多见。好发于身体的暴露部位特别是面部(占 86%~94%),尤见于眼眦、鼻部鼻唇沟和颊部。

10. 鳞状细胞癌 最多见的皮肤恶性肿瘤,约占皮肤癌的 90%。鳞癌在 30~50 岁年龄多发。往往由角化病、黏膜白斑及其他癌前疾病转化而成。好发部位为眼睑、鼻、唇、颞、颊、额、四肢等,包皮、龟头、躯干也可发生,尤其易发于皮肤与黏膜交界处。向周围浸润,触之较硬,迅速扩大形成溃疡,溃疡向周围及深部侵犯,可深达肌肉与骨骼,损害互相粘连形成坚硬的肿块,不易移动,溃疡基底部为肉红色,有坏死组织,有脓液、臭味,易出血,可形成菜花状。

11. 皮肤纤维肉瘤 相对罕见的皮肤恶性肿瘤,恶性程度较低,较少转移,但极易复发。患者通常为中年人。该瘤可发生于身体任何部位,病程缓慢进行,开始为皮肤一硬性斑块,以后出现淡红、暗红或紫蓝色单个结节或大小不一、相邻的多个结节,呈隆突性外观。

12. 黑色素瘤 发病率较基底细胞癌、鳞状细胞癌低,但恶性度大,转移发生早,死亡率高,常表现为色素沉着的逐渐增大的结节,周围可有红晕。除巨大先天性色痣癌变的病例多见于儿童外,恶性黑素瘤大多发生于成人。

【辅助检查】

1. 大部分较小的体表肿物在体格检查后无须行辅助检查,但切除术后均需行组织病理检查,不建议术前行瘤体穿刺活检。

2. 对于较大的或深度较深、部位贴近重要组织结构的体表肿物,则需在治疗前做 B 超或 MRI 检查,有助于明确诊断,并制定手术方案。

3. 血管瘤常需血管造影或瘤体造影,了解其范围深度、与周围重要结构的关系、出入瘤体的主要血管情况。

4. 考虑恶性肿瘤者,需行血液肿瘤标志物和胸部 X 线摄片检查,疑有骨质破坏时应做骨 X 线摄片。

【诊断及鉴别诊断】

1. 色素痣 根据痣细胞的分布部位,分为皮内痣、交界痣和混合痣,后二者可发生恶变。混合痣和皮内痣要与脂溢性角化病、色素性基底细胞癌、皮肤纤维瘤、神经纤维瘤等鉴别诊断。与恶性黑素瘤的鉴别诊断在于后者常不对称、边界不清楚、边缘不光滑、颜色不均匀,瘤体发展迅速,易破溃、出血,可形成不规则瘢痕。

2. 皮脂腺囊肿 于皮脂腺丰富的体表部位出现圆形肿物,触诊柔软或稍坚实,直径 1～3cm,肿物与表面皮肤部分相连,与基底组织不连而可移动,囊肿呈单个或多个。在皮脂腺口有一黑头粉刺样小栓,受挤压时可出白色泥状皮脂。常并发感染,造成囊肿破裂而暂时消退,形成瘢痕后易于复发。癌变机会极为罕见。

3. 脂肪瘤 有一层薄的纤维内膜,内有很多纤维索,纵横形成很多间隔,大小不一,大多呈扁圆形或分叶,分界清楚;边界分不清者要提防恶性脂肪瘤的可能。不与表皮粘连,皮肤表面完全正常,基部较广泛。检查时以手紧压脂肪瘤基部,可见分叶形态。皮肤可出现"橘皮"状。

4. 纤维瘤 结合临床表现及组织病理学可诊断。

5. 血管瘤 红色血管性损害,出生即发病,易于诊断。组织病理为真皮内血管扩大,充满大量红细胞。临床分为毛细血管瘤、海绵状血管瘤和蔓状血管瘤三大类。

6. 神经纤维瘤 瘤体多发、多样性,质地较软,色素沉着和牛奶咖啡斑为特征性表现,神经干有麻木、触痛或感觉迟钝。

7. 皮样囊肿 结合临床表现及组织病理学可诊断。

8. 表皮样囊肿 局部有外伤史,肿物切开可见囊壁为上皮结构,囊内充满角质物。

9. 基底细胞癌 较少发生转移,转移发生率与病变的大小和深度有关,大于3cm者转移率为2%,直径5cm者转移率为25%,直径10cm者转移率为50%。

10. 鳞状细胞癌 注意发病年龄、癌肿部位、职业和吸烟嗜好及慢性热刺激,询问有无不稳定性瘢痕、慢性骨髓炎、慢性溃疡病史。明确诊断需组织病理。与基底细胞癌很相似,但角质丰富,随肿瘤发展可出现疼痛。与基底细胞癌相比,鳞癌发展较快,易出现转移。

11. 皮肤纤维肉瘤 症状和肿瘤形态学表现有助于诊断,确诊需组织病理检查。常被误诊为皮肤纤维瘤而延误治疗。

12. 黑色素瘤 早期诊断、早期治疗很重要。

【治疗】

体表肿物多需手术切除治疗,术中操作需遵循无瘤原则,即不切割原则和整块切除原则。对癌性溃疡创面,不可使用生长因子等刺激生长类外用药物,也不可使用持续封闭式负压装置,以免刺激肿瘤组织增生。肿物切除后创面小者可直接缝合,创面缺损较大者可用皮瓣、肌皮瓣修复。但需注意,恶性肿瘤切除后的缺损宜采取植皮手术封闭创面,原则上不宜选择皮瓣或肌皮瓣修复，以免发生肿瘤转移。有淋巴结转移者需行相关淋巴结清扫。术后病理诊断明确为恶性者，需联系肿瘤科会诊，安排后续检查治疗。

1. 色素痣 除美容需求外，一般不需治疗。发生在掌跖、腰部、腋窝、腹股沟、肩部等易摩擦部位的色素痣应密切观察，特别是一些边缘不规则、颜色不均匀、直径≥1.5cm 的痣更应注意。一旦发现迅速扩展或部分高起，或破溃、出血时，应及时切除。

2. 皮脂腺囊肿 手术是唯一的治疗方法。以导管开口为中心，沿着皮纹方向设计梭形切口，小心分离，囊壁很薄，应尽量完整地摘除。如果残留囊壁，则易于复发。如果已经发生红肿、疼痛、表面发热等感染表现，应暂缓手术，先通过药物控制感染，等炎症消退后再行手术。

3. 脂肪瘤 直径 1cm 内者或多发脂肪瘤，一般不需处理。较大者宜行手术切除。唯一有效治疗方法是手术切除。

4. 纤维瘤 应早期手术切除，并将与肿瘤紧密相连的周围组织适当切除，硬纤维瘤应早期广泛切除。

5. 血管瘤 毛细血管瘤可手术切除，根据范围选择直接缝合、皮片移植或皮瓣转移。较大的海绵状血管瘤或蔓状血管瘤常范围广泛，部位深在，无明确界限，难以彻底切除或术中难以控制出血，为手术切除禁忌，可选用铜针治疗。

6. 神经纤维瘤 治疗方法只有依靠手术切除。多为改善外形与功能，难以根治，可予全切或部分切除，术中尽量减少主干神经损伤,切除创面巨大时,可用皮片或皮瓣修复。对术中出血量要有充分估计和准备。

7. 皮样囊肿和表皮样囊肿 无感染者均可行囊肿摘除术,术中应注意保持囊壁的完整性。

8. 基底细胞癌 早期治疗对防止肿瘤转移有很大意义。治疗首选手术,对病灶进行扩大切除,即在病灶边缘 2cm 处扩大切除整个病灶和部分正常皮肤,并将切除的病灶组织送做病理检查,查看切口周缘和病灶底部直至均无肿瘤细胞发现。如果已经发生转移,则可根据具体情况辅以放疗和化疗。

9. 鳞状细胞癌 争取早期手术,对较大肿瘤及分化良好者,首选手术扩大切除,切除范围边缘需扩大至正常皮肤 2cm,基底应至少达深筋膜层,对侵及骨质者建议截肢。术后可联系肿瘤科会诊进行放疗。

10. 皮肤纤维肉瘤 治疗首选手术切除。但扩大切除术后其复发率仍然有 11%～50%,国外采用 Mohs 显微外科切除法,复发率可低至 2%。

11. 黑色素瘤 恶性程度高,多数患者发现后很快转移。应尽早扩大、完整切除病变组织,配合化疗、生物、中医药及物理、放疗等综合治疗。对于发生于肢体的黑色素瘤,往往截肢(指)是必要的。

【并发症及处理】

体表肿物切除术后,如无特殊情况,感染发生率低。常见并发症有两种:一是出血形成血肿,导致伤口难以一期愈合;二是囊壁或瘤体切除不全,导致局部复发。术中应注意止血彻底,逐层缝合勿留残腔,对切除瘤体较大者应留置引流,术后常规给予压迫止血。

【预防与康复】

1. 色素痣 减少摩擦和外来因素损伤痣体。

2. 皮脂腺囊肿 有皮脂囊肿者,应特别注意对皮肤的护理,讲究卫生,勤洗澡、更衣。

3. 脂肪瘤 需注意避免高脂饮食,避免经常熬夜,建立良好生活习惯。

4. 血管瘤 应注意瘤体部位防护,避免意外损伤破裂导致难以控制的大量失血。

5. 表皮样囊肿 外伤后换药或缝合需注意皮肤伤口边缘的对齐吻合,避免内翻愈合。

6. 基底细胞癌 平时注意防晒,主要是防止紫外线的长时间强烈照射;注意外露皮肤质地变化,及早发现一些癌前期病变并予以处理在预防上有很大的意义。

7. 鳞状细胞癌 注意慢性皮肤伤口或陈旧性疤痕反复破溃的及时检查。

8. 黑色素瘤 早期处理皮肤痣及口腔内黏膜黑斑是预防恶性黑色素瘤最有效的措施。尤其对于足底、阴茎、龟头、阴道等经常摩擦的部位的黑痣应尽早予以去除。对近期有明显色泽加深、范围扩大或有其他变化的黑痣应加强警惕,尽早就医。

(郝岱峰　李善友)

十五、慢性骨髓炎

骨髓炎是指化脓性细菌感染骨髓、骨皮质和骨膜而引起的炎症性疾病。多数由血源性引起,也多由外伤或手术感染引起。

骨髓炎合并软组织感染多因创伤、手术、糖尿病足病及慢性骨质疾病导致,可由需氧或厌氧菌、分枝杆菌及真菌引起。

【病因】

1. 血源性骨髓炎 感染由血源性微生物引起,从感染组织扩散而来,包括置换关节的感染、污染性骨折及骨手术。常见的病原体是革兰阳性菌。

2. 创伤性骨髓炎 因外伤引起,病原体种类较多,多由创面细菌决定。

3. 危险因素 消耗性疾病,放射治疗,恶性肿瘤,糖尿病,血液透析及静脉用药;对于儿童,任何引起菌血症的过程都可能诱发骨髓炎。骨髓炎合并软组织感染多因外伤引起。

【临床表现】

1. 急性骨髓炎 起病时高热、局部疼痛,合并软组织感染可见骨髓炎周围组织红肿明显,呈现坏死性筋膜炎表现。

2. 慢性骨髓炎 周围软组织可形成瘢痕,并伴有窦道和深部创面,有大量渗出及分泌物,异味明显,并可有骨溃破、流脓,有死骨或空洞形成,骨质可呈虫噬样改变。

3. 重症骨髓炎 伴软组织感染患者危及生命,除以上体征外,可伴有多脏器功能不全等急症。

【辅助检查】

1. 实验室检查 血白细胞计数可以正常,但ESR和C-反应蛋白增高。

2. X线检查 X线变化在感染后3~4周出现,表现为骨质不规则增厚和硬化,有残留的骨吸收区或空洞,其中可有大小不等的死骨,有时看不到骨髓腔。小骨腔和小死骨在硬化骨中有的不能显影,所以实际存在的数目往往比照片上所显示的多。

3. CT检查 以确定病变骨及显示椎旁脓肿的形成,放射骨扫描在病变早期即有反映,但无法区别感染。早期显示广泛的筋膜层坏死和炎症。可见软组织肿胀,筋膜及皮下脂肪内可见片状密度增高。

4. 活检 对于骨折和肿瘤,可通过椎间盘间隙或感染骨的穿刺活检和手术活检。可行细菌培养和药敏试验。

5. 造影 为了明确死骨或骨腔与窦道的关系,可用造影明确。

6. 分泌物细菌培养 常见菌有大肠埃希菌、金黄色葡萄球菌、铜绿假单胞菌等。

7. MRI 能明确骨髓炎及软组织感染的范围,指导手术治疗。

【治疗】

治疗原则:若为急性重度骨髓炎合并软组织感染,应立即对危及生命的相关损伤及并发症进行抢救,建立静脉通道,全面监护生命体征;组织感染、肿胀严重,应立即行切开减张术。

1. 抗感染 早期可使用广谱抗生素,后可根据细菌(创面、血液)培养结果调整。

2. 脏器保护 特别是预防脓毒症等并发症,必要时可行透析;营养支持;完善术前检查后请骨科会诊。

3. 清创

(1) 重度感染的软组织应彻底清创,切口延伸至正常皮肤;窦道应注射亚甲基蓝明确后全部切除。

(2) 轻度广泛软组织感染可姑息清创后使用持续封闭式负压引流。

(3) 坏死骨应彻底清创,注意保护健康骨膜,死骨应积极去除。

(4) 清创后暂时不封闭创面,应使用持续封闭式负压吸引治疗、生物敷料、骨水泥等方式覆盖创面。

(5) 出现骨不连、骨折等情况应使用外固定架固定。

(6) 二期修复:通过阶段负压或换药治疗后,骨髓炎感染情况已控制,基底无坏死组织,肉芽新鲜可行二期修复。可根据局部情况行(肌)皮瓣修复。

(7) 截肢术:适用于一肢多处骨髓炎,合并多数窦道,久治不愈或因慢性炎症长期刺激局部皮肤发生恶变者。

【康复】

1. 创面愈合后应早期积极行功能锻炼及防治瘢痕治疗。

2. 伴有骨折及脏器功能损伤应行被动功能锻炼。

(冯 光 赵景峰)

十六、糖尿病性皮肤溃疡

糖尿病是一种常见的慢性病,患者并发皮肤病变的比例达20%～30%,大部分皮肤病变都伴有不同程度的皮肤溃疡。

【病因】

1. 血管病变 微血管病和组织局部缺血,伴血管疾病的真皮结缔组织受损和其他附属器受损。这类疾病的发生过程很缓慢,治疗起来也很困难。如糖尿病性皮病、红斑与坏死,糖尿病性皮肤大疱、硬化性水肿,糖尿病性神经疾病等。

2. 生化反应 糖尿病患者每克皮肤组织中葡萄糖量高于每毫升血液中糖含量,因此易产生各种皮肤问题。同时皮肤生化变化对其易发生多种感染起重要作用。

3. 代谢异常 糖尿病患者体内产生异常中间代谢产物引起皮肤感染、皮肤瘙痒、皮肤黄瘤等。这与高糖血症及高脂血症有直接关系,当糖尿病得到控制后这些病变随之缓解。

4. 其他因素 是伴发于糖尿病但与代谢障碍或退行性病无关的皮肤病,如糖尿病性类脂渐进性坏死、环状肉芽肿、白癜风等,这些皮肤病与糖尿病发病机制之间的关系至今仍然不完全清楚。

【临床表现】

1. 多发生于小腿前部 开始为椭圆形暗红色、扁平较小丘疹,非对称分布,呈疏散或聚集分布;后丘疹可自行消退,遗留小的、色素沉淀凹陷性疤痕;若丘疹进行性发展,逐渐融合成为片状皮肤湿疹样改变;似灼伤性水疱(壁薄,内含透明浆液,疱周无红晕)或外伤,搔抓后导致皮肤破溃或形成痂皮,范围逐渐增大;皮肤缺损出现后难以愈合,其范围、深度逐渐增大,创面呈陨石坑样,陈旧肉芽覆盖,渗出较多,可伴有不同程度感染;基底可外露肌腱或骨质,严重可并发骨髓炎。

2. 毛囊炎 后颈枕部、背部、臀周、会阴等部位易出现似疖痈样炎症,触痛、周围红肿;如不及时治疗,可发展为蜂窝织炎,脓液排除后可缓慢愈合,常复发。

【辅助检查】

1. 血常规、血生化。

2. 下肢血管神经病变检查(详见"糖尿病足病"章节)。

3. 甲状腺功能检查、血清 B_{12} 检查、血清异种蛋白检查、糖尿病代谢控制情况等。

4. 血管超声、磁共振、CTA 等血管影像学检查。

5. 激光多普勒+经皮氧分压($TcPO_2$)监测。

【治疗】

1. 全身治疗

(1)降糖治疗:支持治疗,控制血糖。

(2)扩血管治疗:改善周围供血的药物。前列地尔注射液 $10\mu g$ 静脉壶入,1 次/日。

(3)抗感染治疗:早期、长程、足量。

(4)神经营养:神经生长因子。甲钴胺注射液 0.5mg,肌内注射,1 次/日;复方维生素 B 片,口服;维生

素 B_1 20mg,口服 3 次/日(或维生素 B_1 注射液 100mg,肌内注射,1 次/日);维生素 B_{12} 250～500μg,肌内注射,1 次/日;ATP 20mg,肌内注射,2 次/日。

(5)控制病因:如降压、降脂和戒烟。

(6)血管外科治疗:先完善下肢 CTA 检查,请血管外科会诊,确定是否行下肢动脉治疗,如球囊扩张术、介入支架扩张术、旁路移植术。

(7)糖尿病下肢皮肤干燥:沐浴后外用保湿乳膏剂,避免使用脱脂类外用药物,如酒精。

(8)疼痛治疗:药物治疗(阿米替林 10mg,口服,1次/日;0.025%～0.075%辣椒素软膏,适量涂布于疼痛部位)或经皮电神经刺激(TENS)。

2. 创面治疗

(1)换药:部分较浅创面或患者难以耐受手术病例,可选择保守换药治疗,但愈合缓慢,溃疡有加深甚至变性风险;药物选择,如磺胺嘧啶银-锌+生长因子凝胶;敷料可用创必复、皮耐克或异体皮等生物敷料。

(2)清创

①应尽量彻底清创,注意保护重要组织;对于已坏死骨质、肌腱,应积极清除。

②对于变性、坏死组织应扩大切除,特别是变性的脂肪组织。

③创周筋膜炎应积极切开引流、扩创。

④创周、基底存在的腔隙应探查,必要时应敞开引流。

⑤彻底清创同时应注意保护血供(可使用超声清创

刀)。

⑥清创后可暂用生物敷料覆盖或持续密闭负压治疗。

(3) 植皮:移植皮片以刃厚皮及薄中厚皮为主。

(4) 富血小板血浆凝胶治疗技术:详见"富血小板血浆治疗"章节。

(5) 持续封闭式负压治疗:注意负压压力,避免压力过大,导致周围皮肤出现水疱。

(6) 皮瓣:不建议皮瓣修复。

3. 术后处理

(1) 体位:通常情况下需要患肢抬高;若创面感染严重已形成蜂窝织炎,根据创口位置选择适当体位引流。

(2) 物理治疗:红光理疗仪、半导体理疗仪、气压式肢体血管循环治疗仪。

【预防与康复】

1. 严格控制血糖、血脂、血压情况。

2. 改变生活方式(控制体重、改变不良饮食习惯、减少饮酒、戒烟)。

3. 注意下肢皮肤防护。

4. 定期专科门诊复查,定期进行改善微循环治疗。

(冯　光　赵景峰)

十七、低热烫伤

低热烫伤指 44~50℃ 的温度在人体局部作用时间过长,致使热力缓慢渗透进皮下软组织而引起的烫伤。

虽然温度不足以引起即时损伤,但因接触时间较长,常可导致深度烫伤。

【病因及好发人群】

1. 常发生于熟睡、瘫痪、麻醉、醉酒等情况。

2. 使用热水袋、暖水宝、暖宝贴等取暖物品或接受艾灸、理疗等。

3. 好发于女性及末梢神经感觉迟钝者。

4. 好发部位为足部、小腿、腹部。

【临床表现】

1. 在判断低热烫伤创面时易误诊,应注意此类创面面积虽小,但可深达皮肤全层,损伤程度与接触时间成正比;常因对伤情误判或早期不规范治疗,待创面恶化后才就诊。

2. 伤后早期,可见红斑、水疱、腐皮脱落,伴有局部疼痛。

3. 后期可见创基发白、坏死组织脱落缓慢,创周炎症表现。

4. 创面呈溃疡表现。

5. 创缘表皮增生迟缓。

【治疗】

1. 一般低热烫伤范围面积较小,可根据患者具体情况选择换药治疗或手术修复。

2. 换药治疗。可碘伏溶液消毒后,涂抹银锌抑菌霜,覆盖功能性敷料,隔日换药。

3. 若溃疡长时间未愈合,可选择彻底清创后,根据基底情况,选择植皮或皮瓣修复。

【预防】

1. 正确使用热水袋、暖水宝等各类取暖物品,防止与身体直接接触,并控制使用时间。

2. 接受艾灸、理疗时,如感觉疼痛应及时终止或调整。

3. 如已发生低热烫伤,应立即移除热源,可直接用大量清水冲洗或冷敷10分钟以上至疼痛减轻。

4. 早期处理应注意清除腐皮,检查创面基底,避免误诊。

(陈泽群)

十八、结核性溃疡

皮肤或者黏膜感染结核杆菌后表现为溃疡,称为结核性溃疡。

【病因】

结核杆菌作为感染因子刺激自身免疫性细胞,产生自身抗体,抗原与抗体反应,产生特异性循环免疫复合物沉积,引起结核自身免疫性疾病。此类由结核杆菌引起的以体液免疫起主导作用的免疫复合物沉积反应,属Ⅲ型变态反应,又称为结核变态反应性综合征。

溃疡性皮肤结核(tuberculosis ulcerosa)通常发生于患严重内脏结核的年轻人,尤其是喉、腭、肺、消化道和泌尿道结核患者。

本病系机体丧失对结核杆菌的反应或抵抗能力衰

退时,结核杆菌通过自然腔道蔓延至体表腔口部的皮肤黏膜交界处发病,常发生于鼻、口、肛门及尿道周围。

【临床表现】

1. 隐袭起病,本人或家族中多有肺结核病史。

2. 早期表现为局部皮肤疼痛,但无红肿、肿块,亦无丛束状疱疹。

3. 起病 2~6 个月后多出现局部皮肤因色素沉着而先浅紫色后至深紫色(部分患者没有色素沉着),多累及皮下组织,可有结节,多数为多个结节。结节互相粘连,从约米粒大小至 5 cm×7 cm 大小不等,大多数结节内部组织坏死、液化,局部皮肤破溃,溃疡边缘呈潜凹状,基底较软呈肉芽状,暗红色,少数病例结节为增殖性结节,病程多达 1 个月以上。

4. 结核性溃疡种类较多,可分为结核下疳、疣状皮肤结核、瘰疬性皮肤结核、口腔结核、寻常狼疮、急性粟粒性结核、结核性树胶肿、结核疹等。

【辅助检查】

1. 血沉加快、超敏 C 反应蛋白增高。

2. PPD(纯化结核菌素)试验强阳性(红晕直径大于 25mm×25mm)。

3. 聚合酶链反应(PCR)检测结核分枝杆菌 DNA。

4. 病变、脓液或痰液涂片抗酸染色可见结核杆菌。

5. 组织病理可见结核性肉芽肿表现。

6. 胸部 X 线检查可有肺结核征象。

7. 注意排查其他系统结核感染。

【鉴别诊断】

1. 艾滋病　皮损广泛的患者或是多重耐药的患者要进行 HIV 抗体的检测。

2. 肿瘤相关性创面　肿瘤及结核皆为消耗性疾病，二者之间的鉴别较为困难，可行肿瘤相关因子检查及创面或肿大淋巴结的病理检查，亦可行诊断性抗结核治疗，即一线三联抗结核治疗（用链霉素或乙胺丁醇和异烟肼、利福平）6～9 个月。

3. 自身免疫相关性创面　行自身免疫相关性检查。

【治疗】

1. 皮肤结核应视为全身感染的一部分，强调早期、足量、规则、全程及联合使用 3～4 种抗结核药物，以保证疗效，延缓或防止结核杆菌的耐药性。

2. 治疗皮肤结核。成人标准的 6 个月治疗方案为：最初 2 个月口服利福平（10mg/kg），异烟肼（5mg/kg）、吡嗪酰胺（35mg/kg）和乙胺丁醇（15mg/kg）；后 4 个月的持续治疗阶段口服利福平和异烟肼治疗。如果患者对异烟肼没有产生耐药性，可以不加用乙胺丁醇。

3. 结核性溃疡患者在抗结核治疗的同时，可给予异烟肼软膏外敷创面换药。

4. 早期、较小的结核性溃疡可行手术切除，但在手术时必须注意，使最外层包裹纤维组织完整，不要使其破损导致切口污染（可以连同一部分皮肤一并切除），否则切口愈合缓慢。有寒性脓肿时宜早期切排，并且宜把周边已坏死组织一并清除，如果经系统抗结核治疗后，仍有直径超过 2cm 的创面，可行清创植皮手术封闭创面。

5. 保护脏器功能。根据肝肾功能、心肌酶、血气分析结果,及时选用保肝、保护肾脏、营养心肌、清肺祛痰等治疗,并请相关科室会诊,协助治疗。

【康复】

结核性溃疡患者治愈后常有瘢痕,创面瘢痕愈合后需行1年的抑制瘢痕治疗,可外用药物软化瘢痕,外敷硅胶类产品后穿戴弹力套,创面愈合后应及时行功能锻炼。

(付顺来 李 涛)

十九、生物膜

在大多数自然或临床环境中,细菌、真菌等微生物并不是处于浮游状态,而是在物体表面或气/液平面聚集并抱团生长,并由细胞外多聚合物(extracellular polymeric substance,EPS)包裹,表现为分散存在的小菌落或细胞团块,这种状态存在的细菌、真菌被称为生物膜(biofilm)。生物膜中10%~20%是微生物,另外80%~90%是EPS。其中,EPS可由多种化学和生物成分组成,包括多糖、蛋白质、脂类等。

生物膜包括非致病性的生物膜和致病性的生物膜。非致病性的生物膜主要由皮肤和胃肠道常居菌组成,能够保护人体免受感染或疾病困扰,在各种应激情况下,其发生明显的基因和生化改变,就可能转变为致病性生物膜。

致病性生物膜的微生物增殖和扩散能力增强,其抵抗杀菌、免疫、吞噬和化学的能力更强,一旦生物膜形成,很难被去除和根治,进而导致创面持续的炎症反应、感染、延迟愈合等。

相对于急性创面而言,慢性创面中含有大量的腐肉、坏死组织,为病原微生物定植、增殖提供了良好环境,因此,慢性创面中生物膜的发生率更高,可达60%左右。

【临床表现】

生物膜并没有特异性的临床表现,如果出现以下情况,应高度怀疑。

1. 创面出现延迟愈合(4周及以上)。
2. 在2周之内没有出现明显的愈合趋势。
3. 创面呈现明显的炎症反应。
4. 常规创面处理措施效果欠佳。
5. 抗生素治疗效果欠佳。

【辅助检查】

1. 组织活检、染色后使用扫描电镜检测。
2. 使用定量PCR、变性梯度凝胶电泳、肽核酸荧光原位杂交等分子生物学方法检测活检组织。

【诊断】

结合临床表现可以诊断疑似生物膜,最终确诊需要通过扫描电镜和分子生物学检测,也可以通过加强创面处理进而治疗性诊断。

【治疗】

1. 全身治疗 全身治疗的目的是通过治疗去除可

能引起或加重创面感染的相关因素,如纠正患者的营养缺陷、控制血糖、降低免疫抑制治疗的强度等。其中,很重要的一点就是尽可能改善生物膜侵及创面部位的血流动力学情况。

2. 局部治疗

(1)清创:去除生物膜的局部治疗中,最主要的是反复、彻底的清创。清创方式包括锐性清创(手术和床旁锐性清创)、自溶清创、酶促清创、生物清创和机械清创(超声水刀)等。如果生物膜不能一次清除,则需进行多次清创。如果清创后不能及时封闭创面,建议采用持续封闭式负压吸引联合灌洗治疗。

(2)局部应用抗菌药物和敷料:常用的局部抗菌药物包括庆大霉素、碘剂和银制剂等。目前认为,新型的抗菌药如聚己缩胍对生物膜的治疗效果更为理想。敷料在防治生物膜中也有重要作用,如银离子敷料等。

(3)尽快封闭创面:防治生物膜的根本方法是尽快封闭创面。在彻底清创、创基培养良好的基础上,应选择缝合、植皮、皮瓣等方式尽快封闭创面。

(褚万立 郝岱峰)

二十、创面微环境与创面愈合

创面愈合是一个涉及多细胞、多分子的复杂生物学过程,可分为凝血期、炎症期、增生期、成熟期 4 个阶段。创面愈合受到多种局部和全身因素影响,任何因素导致伤口愈合某一期发生问题,均会导致伤口愈合异常的发生。影响创面愈合的全身因素包括:高龄、吸烟、肥胖、营养不良、心血管疾病(血流灌注)、免疫抑制、结缔组织疾病、代谢疾病等。局部因素包括:感染、水肿、缺血/缺氧、局部用药、局部张力、放射治疗、异物等。

【全身因素】

1. 高龄 老年人由于身体功能退化,自助生活能力降低,其创面修复与再生能力差,影响创面愈合。

2. 吸烟 烟草中含尼古丁,它能作用于小动脉血管壁的平滑肌,使血流减慢;同时吸入的 NO 会竞争性地结合血红蛋白,从而使血液携氧能力下降,影响外周组织的氧供给。

3. 肥胖 肥胖患者脂肪组织易缺血、缺氧后炎性肿胀,发生脂肪液化,因此影响创面愈合。

4. 营养不良 低蛋白血症可减慢新生血管形成、成纤维细胞增殖和胶原合成,同时影响细胞吞噬功能,降低免疫力,导致创面愈合能力较差。及时纠正低蛋白血症、改善营养状况有利于创面尽快愈合。

5. 基础疾病 长期服用免疫抑制药及患有结缔组织疾病、代谢疾病的患者其免疫功能低下,创面炎症反应受到抑制,创面无法启动正常的生理愈合过程,从而导致创面难以愈合;心血管疾病导致全身血液灌注不足,从而影响创面局部营养及氧气输送,影响创面愈合。

【局部因素】

1. 感染 慢性创面中细菌具有自我保护机制,它们以群落生活,分泌的多聚糖细胞外基质成分相互融合形成膜状组织,称为细菌膜,对细菌形成保护层,影响抗生素及局部药物的作用效果,如必要可使用消除细菌生物膜的凝胶及溶液(如普朗特)。

2. 湿度 湿性环境有利于毛细血管再生,促进创面愈合的多种生长因子释放,刺激细胞增殖,有利于保持细胞活力和上皮细胞移行。

3. pH 值 慢性创面在炎症早期 pH 值会有短暂的下降趋势,而在炎症中后期 pH 值持续升高,直至 8 左右,甚至更高,并持续波动在较高位置,不仅有利于细菌生长繁殖,还会刺激中性粒细胞趋化,金属蛋白酶等活性增高,导致蛋白降解增加,ECM 合成抑制,使得创面迁延不愈。因此,监测微环境 pH 值有利于早期鉴别慢性创面,制订适宜的治疗方案。

4. 异物 当创面存在异物时,机体会不断尝试清除异物而发生持续的炎症反应,长期慢性炎症会刺激巨噬细胞和成纤维细胞增生,机体在慢性炎症的环境中无法创造新的组织,尽早彻底清除异物,消除慢性炎症刺激有利于创面愈合。

5. 局部用药 使用细胞毒性剂,如优碘、酒精、过氧化氢,伤口愈合所需的细胞亦被杀死。因此,换药过程中需合理使用消毒剂,避免过量过频应用细胞毒性剂。

6. 缺血/缺氧 血液供应不足会导致组织细胞再生时所需的营养及氧气供给不足,从而影响创面愈合。引起局部血液供应不足的主要原因是局部压力、摩擦力及剪切力增加。另外,局部血管的炎症所致血栓形成、小动脉硬化及炎症或缺氧刺激致微血管痉挛也会影响创面愈合。因此,应尽量避免创面持续受压,必要时可使用扩血管药物改善创面血液供应。

7. 局部张力 创面的张力过大,直接影响创面局部周围血供及肉芽组织生长,注意保持创面换药或缝合后处于无张力状态,有利于创面愈合。

(赵 帆 郝岱峰)

第二章 急性创面

一、急性外伤

(一)切割伤

切割伤是指皮肤、皮下组织或深层组织受到玻璃碎片、刀刃等锐器的划割而发生破损裂伤。伤口特点是比较整齐,面积小,但出血较多,少数伤口的边缘组织因有破碎比较粗糙,严重的可切断肌肉、神经、大血管等,甚至使肢体离断。

【分类】

1. 按常见致伤因素分类 刀砍伤、玻璃划伤、铁片划伤等。

2. 按受伤部位分类 头皮切割伤、颌面部切割伤、颈部切割伤、胸背部切割伤、腹部切割伤、四肢切割伤等。

3. 按伤情轻重分类 一般分为轻、中、重伤。

(1)轻伤:主要是指局部皮肤、软组织切割伤,暂时失去或不影响作业能力,仍可坚持工作,无生命危险,只需简单清创包扎等处理。

(2)中等伤:指多处切割伤或手指断裂,出血较多或神经损伤,丧失作业能力和生活能力,需做应急处理,及时止血或手术处理。

(3)重伤:指危及生命或治愈后有严重残疾者。

【处理】

1. 一般切口处理

(1)伤口小于1cm,清洁,外涂碘伏等消毒后以无菌纱布覆盖,外裹绷带即可。

(2)伤口污染严重、伤口较深,均应预防性肌内注射破伤风抗毒素,尽早应用。

(3)开放性污染伤口,应于伤后6~8小时内行清创术,一般可达到一期愈合。清创步骤如下。

①消毒铺巾,若有明显异物、血块及脱落组织碎片,需清除后用生理盐水反复冲洗。

②修剪创缘。

③切除失活组织,如有肌腱和神经损伤,可酌情修复或用周围组织覆盖。

④止血。

⑤再次冲洗。

⑥缝合

a. 一般认为伤后超过6小时不能一期缝合,无感染伤口延期就诊可根据具体情况决定是否缝合。

b. 面、颈部等身体暴露部位需行美容缝合,张力性伤口需先用0/5或0/7可吸收缝合线皮下缝合,外用0/5或0/7丝线或尼龙线对齐缝合皮缘。

c. 对于创缘较整齐、无张力清洁创口,可应用生物胶水黏合,无须拆线,愈后瘢痕轻。

⑦消毒皮肤,包扎固定。为减少切口张力,便于引流,缝合切口处可安装持续封闭式负压吸引装置。

⑧拆线。一般头面部 4～5 日拆线,胸部、腹部 7～9 日拆线,四肢及关节处 10～14 日拆线。张力大的切口建议分次拆线。

2. 感染伤口处理

(1)及时行细菌培养。

(2)行清创术,但不予缝合,给以换药治疗,待感染控制后再行缝合。

(3)可用持续封闭式负压吸引治疗促进创面清洁后再行缝合封闭。

(4)轻度感染切口,可清创缝合后使用持续封闭式负压吸引装置促进愈合。

(5)张力较大切口清创缝合后可应用皮肤牵张器拉拢减张缝合。

(6)清创缝合术后针对感染菌群适当应用抗生素。

3. 特殊切口处理

(1)手指(足趾)切断,入院后断下的指(趾)头用干净纱布包好,低温保存,尽快安排手术行断指(趾)显微镜下再植。

(2)切口伤及内脏、并发骨折等,应先以抢救生命、防止病情加重为原则,由其他专科协助治疗。

【常见并发症】

1. 切口感染 常由于清创不彻底、术后换药不规范等原因导致,创面处理后建议隔日换药观察创面情况。

2. 缝合切口裂开 常由于切口张力大、血肿形成、拆线过早、制动不良等原因造成。

3. 功能障碍 神经损伤或肌腱断裂导致。

4. 瘢痕形成　对于早期处理要求严格的,特别是面颈部暴露部位,切口要整齐,缝合时尽量选择细线美容缝合,愈后早期行综合抑疤治疗。

(张新健　李　涛)

(二)撕脱伤

撕脱伤是由于交通事故、重物压砸、转动的机器产生的搅力作用等致皮肤和皮下组织自深筋膜层、帽状腱膜层、骨膜层强行剥脱,且常合并血管、神经、肌肉、肌腱、骨与关节等深部组织损伤。

【分类】

1. 根据其损伤程度与形式,分为完全性、不完全性和潜行撕脱三种类型。

2. 根据损伤后不同的特点,分为片状撕脱伤、套状撕脱伤和潜行剥脱伤三种类型。

3. 根据损伤部位,分为肢体撕脱伤和头皮撕脱伤。

【临床表现】

1. 损伤部位

(1)皮肤及皮下软组织自深筋膜层、帽状腱膜层、骨膜层剥脱。

(2)可伴有撕脱皮瓣或皮肤软组织的挫裂伤,撕脱皮瓣可能出现全部或部分坏死。

(3)可同时伴有严重的肢体碾压伤。

2. 合并伤

(1)常合并有骨折及肌肉、神经或肌腱断裂,进而导致肢体活动障碍。

(2)可能存在脑挫裂伤、脑震荡、颅骨骨折、颅脑出血。

(3)空腔脏器可能出现破裂。

3. 全身症状及并发症

(1)创伤性出血导致休克。

(2)肌肉坏死导致肾功能异常甚至急性肾衰竭。

(3)颅脑损伤导致意识障碍、感觉及运动功能受损等。

4. 后期并发症

(1)早期处置不当,保留了无血供的撕脱皮瓣或清创不彻底,导致撕脱皮瓣或移植皮片坏死。

(2)皮瓣与创基不粘连,留有死腔。

【辅助检查】

1. 血常规 了解感染情况,判断失血量。

2. 生化 判断有无电解质紊乱及肾功能异常,了解患者的营养状况。

3. 影像学检查 明确是否存在骨折,有无脏器及脑实质损伤。

4. 其他 创面分泌物细菌培养及药物敏感试验。

【治疗】

1. 抢救生命治疗

(1)首先要做好抢救生命的工作,积极防治失血性休克。

(2)合并有威胁生命的颅脑损伤、胸腹部脏器损伤应优先处理。

(3)肢体骨折可暂予以外固定治疗。

(4)需常规肌内注射破伤风抗毒素或破伤风免疫球蛋白。

2. 创面修复治疗

(1)一期修复

①撕脱皮瓣原位缝合(使用此方法需慎重)

a. 只适用于撕脱皮瓣远端血供良好的病例。

b. 修剪去除游离破碎烂组织、部分坏死皮瓣及撕脱皮肤皮缘。

c. 若残留皮瓣难以覆盖创面,则应以残留的皮瓣优先覆盖骨、肌腱外露区及功能部位。

d. 残余创面可选择植皮修复。

②撕脱皮瓣吻合血管后缝合

a. 需要熟练的血管吻合技术。

b. 撕脱皮瓣挫伤不严重,受伤时间短;有合适的供吻合的撕脱皮瓣和受区的动、静脉。

c. 常用于头皮撕脱伤,肢体撕脱伤应用较少。

③植皮修复

a. 皮片来源可选择取皮鼓反削撕脱皮瓣或肢体未损伤部位断层皮片。

b. 皮片厚度根据外观及功能要求可选择全厚皮片、中厚皮片、刃厚皮片。

c. 移植方式可选择大张皮片、拉网皮片、邮票皮片。

d. 皮片移植后可使用多层无菌敷料加压包扎或行持续封闭式负压引流治疗。

④潜行撕脱伤的处理(潜行撕脱伤易漏诊)

a. 根据皮肤软组织可推动滑行及皮下软组织穿刺抽吸出积液或积血判断有无潜行性撕脱伤。

　　b. 早期可采用切开置管引流和适当加压包扎治疗。

　　c. 若效果不佳，可考虑行皮瓣或植皮修复。

　　⑤深层软组织损伤的修复

　　a. 合并有血管断裂时需对断裂血管进行缝扎止血或修补。

　　b. 骨折需行内固定、外固定或骨牵引治疗。

　　c. 重要的神经、肌腱断裂应尽可能选择Ⅰ期手术缝合断裂神经及肌腱。

　　d. 肌腱、关节、骨质外露需行撕脱皮瓣、临近皮瓣覆盖，或行筋膜覆盖后植皮。

　　(2)二期修复

　　①大片颅骨外露时，采取去除颅骨外板后行持续封闭式负压引流治疗，待肉芽组织形成后植皮修复。

　　②肢体骨质外露时，可去除骨皮质，外用胶原蛋白海绵人工真皮后，行持续封闭式负压引流治疗，待肉芽组织形成后植皮修复，或行皮瓣转移覆盖外露骨质。

　　③创面污秽，难以彻底清创时，可清除撕脱皮瓣，后行持续封闭式负压引流治疗，待创面清洁或肉芽组织形成后植皮修复。

　　3. 截肢治疗　大面积撕脱伤合并有肢体严重的碾压伤造成肢体软组织严重毁损，或存在修复后功能差或几乎无功能者，可行截肢手术治疗，避免增加患者痛苦和经济负担，截肢术后可以安装假肢以改善肢体外观及活动功能。

4. 后期并发症治疗 早期处置不当可导致撕脱皮瓣原位缝合后坏死、移植皮片坏死、皮瓣与创基不粘连，需再次彻底清创或去除不粘连撕脱皮瓣，行皮瓣或皮片覆盖。

【手术步骤和技术要点】

1. 清创 是皮瓣及皮片成活的基础。术中需对皮肤至撕脱层面进行彻底清创。撕脱伤由于异物及失活组织多，污染重，需彻底切除损伤严重及已无活力的皮下组织，彻底清除异物，一期修复创面不需保留难以判断血供情况的撕脱皮瓣。

2. 处理裸露的骨面 对于有骨组织暴露者，优先选择取邻近健康皮瓣转移覆盖修复，或行临位筋膜转位覆盖后，再行游离皮片移植一期修复，对于骨质裸露面积大、难以行皮瓣及筋膜覆盖创面，考虑二期修复。

3. 移植皮片 能够保持适当张力，结合使用持续封闭式负压引流治疗，有利于术后渗液引流，术后不易发生感染，且移植皮片成活效果好，是目前采取最多的手术方式。

【术后处理】

1. 足疗程应用敏感抗生素。
2. 保证血容量。
3. 营养支持治疗。
4. 严重肌肉坏死患者应考虑到出现肾衰竭的可能性，必要时给予碳酸氢钠碱化尿液。
5. 损伤部位术后需予以外固定制动。

（张新健　李善友　郝岱峰）

(三)皮肤挫裂伤

皮肤挫裂伤是指皮肤、皮下组织或深层组织受到钝器暴力的碰撞后摩擦而发生破损裂伤,常伴有皮下小血管破裂,严重者合并多器官、多部位损伤,常见于车祸伤、机器碾压伤等。

按照损伤皮肤有无开放性伤口可分为挫伤和裂伤。

皮肤挫裂伤创面边缘比较粗糙,面积大,皮肤伤及深浅层次不等,渗液多,常伴有皮下血肿或异物残留,严重的可损伤肌肉、神经、大血管等。

【挫伤】

挫伤创面一般较浅,伤及皮肤浅层,渗出较多,严重者深达皮肤全层,皮下组织肿胀明显,严重者可引起血肿、皮下脂肪液化坏死等。处理如下。

1. 对于伤及皮肤浅层的创面可简单应用碘伏等消毒换药后包扎。

2. 存在皮下血肿的挫伤,需消毒皮肤后应用注射器抽掉皮下积血积液。

(1)按压 10 分钟左右,松开后 10 分钟未见再次出血可行加压包扎。

(2)对于持续皮下出血按压后无法止血的挫伤,需及时手术切开直视下止血。

3. 伤后可应用红光照射、半导体激光治疗等促进皮肤愈合、肿胀消退。

4. 伤后 24 小时内可冰敷以消肿、防止渗血加重。

5. 挫伤后应注意体位引流,以便尽快消肿。

(1)颜面部伤后及术后早期应保持坐位或斜坡卧位。

(2)下肢挫伤要保持平卧下肢抬高位。

6.部分皮肤挫伤可行 B 超、CT 等检查深部组织,避免误诊和漏诊。

【裂伤】

裂伤存在皮肤裂开,出血多,常有异物残留,通常需清创缝合。

1.清洁伤口处理

(1)及时清创缝合(步骤参见"切割伤"章节)。

(2)尽早预防性应用肌内注射破伤风抗毒素。

(3)开放性污染伤口,常留有异物,应于伤后 6~8 小时内行清创术。

(4)裂口不整齐,需修剪创缘整齐后缝合,面颈部等身体暴露处伤口按美容缝合要求缝合。

(5)严重裂伤伴有骨折、血管神经损伤、重要脏器损伤等,需及时做相关检查,如颅脑 CT,脏器 B 超等,以免发生误诊、漏诊,引起生命危险。

2. 污染伤口处理

(1)及时行细菌培养。

(2)清创

①对于轻度感染切口可清创缝合后安装持续封闭式负压引流装置。

②对于污染严重裂伤无法彻底清创时,可用持续封闭式负压引流,并行持续冲洗。

③清创后切口张力较大,可应用皮肤牵张器拉拢减

张缝合。

(3) 清创缝合术后针对感染菌群适当应用抗生素。

(4) 如合并颅脑、内脏等重要器官损伤,应先以抢救生命、防止严重并发症为原则。

【常见并发症】

1. 创面感染 常由于清创不彻底、术后换药不规范等原因导致,建议按时换药观察创面情况。

2. 血肿形成 常由于皮下血管破裂引起,伤后需及时压迫止血。

3. 功能障碍 神经损伤或肌腱断裂导致。

4. 缝合切口坏死 术后常因切口周围组织血供差、张力大等导致缝合切口不愈。

5. 瘢痕形成 早期处理要求严格的部位,特别是面颈部暴露部位,切口要整齐,缝合时尽量选择细线美容缝合;愈后早期应行综合抑疤治疗。

(张新健 李 涛)

(四) 动物咬(刺)伤

动物咬伤在临床中较为常见,因伤人动物不同,治疗方法也差别较大。

【分类】

1. 蛇咬伤。

2. 虫、鱼咬(刺)伤。

3. 中、大型动物等咬伤。

第二章 急性创面

【处理】

1. 蛇咬伤

(1)伤后立即于肢体伤口近心端以绷带压迫,阻止蛇毒扩散。

(2)可用1∶5 000高锰酸钾冲洗创面,切开引流,并予以持续封闭式负压引流治疗。

(3)可将3~5支抗蛇毒血清溶于5% GS溶液500ml中静脉滴注,每日1次,需用3~4日。

(4)并发症如呼吸衰竭、心力衰竭、肾衰竭等的对症治疗。

(5)糖皮质激素的应用,每日予以氢化可的松200~400mg,连续3~4日。

(6)伤口污染严重,可予以抗生素及破伤风抗毒素治疗。

(7)延迟就诊患者,可因肢体严重肿胀导致大范围皮肤张力性坏死,应及时切开减张,择期清创植皮治疗。

2. 虫、鱼咬(刺)伤

(1)蜈蚣咬伤者,可将明矾、雄黄研成粉末,用凉水冲和后涂于患处。

(2)蜂蜇伤者,需先去除蜂刺,过氧化氢溶液冲洗创面后以3%氨溶液外敷,加用抗生素治疗。

(3)蝎蜇伤后,立即于伤口近心端扎止血带,1∶5 000高锰酸钾溶液冲洗伤口,切开引流,以0.5%氨溶液外敷。

(4)蜱虫叮咬常钻入皮肤,可用利多卡因局部注射在蜱虫口器下方,3~5分钟后用镊子取出,并以头孢类抗生素或大环内酯类抗生素药物治疗2周。

(5)魟鱼刺伤。魟鱼的尾部具有毒棘,毒液中含有透明质酸酶。魟鱼刺伤后会出现剧烈疼痛、皮肤肿胀,伴麻木,肌力正常,处理如下。

①受伤后立即用流动水清洗伤口,并从近心端向离心方向挤出血液,避免局部挤压,防止加重毒物吸收。

②将伤处浸泡于可以忍受的热水中,可以减轻疼痛及中毒症状。

③适当给予抗生素预防感染,以避免继发感染和坏死;对于撕裂性伤口应注射破伤风抗毒素。

④如有皮肤软组织感染和坏死,需扩大清创并应用持续封闭式负压引流,控制感染及毒性减轻后再行植皮或局部皮瓣修复创面。

⑤给予季德胜蛇药片口服,并用季德胜蛇药研磨碎后局部湿敷。

3. 中、大型动物咬伤(以狗咬伤为例)

(1)初期处理:立即以肥皂水冲洗创面20分钟,碘伏消毒;尽早接种狂犬病疫苗。

(2)预防感染:伤后应立即联合应用碳青霉烯类抗生素、抗厌氧菌感染的5—硝基咪唑类抗生素如奥硝唑和破伤风抗毒素治疗,控制感染。

(3)创面修复

①狗咬伤患者的创面常伴有撕脱伤及窦道存在,伤口较深且形状复杂,适于细菌繁殖,所以首先应积极手术清创,去除创面异物。

②切记不可一期封闭创面,清创后以持续封闭式负

压吸引治疗4~7日,保持通畅引流,避免肌肉组织内清创不彻底或清创后残腔引流不畅。

③创面清洁后再行缝合、植皮等封闭创面的手术治疗。

④术中应注意对裸露血管及神经的保护。

(张新健　赵景峰　冯　光)

(五)火器伤

火药引爆的各种投射物所致的人体损伤,统称为火器伤,多由枪、炮等用火药作动力的武器发射的投射物(枪弹丸、炮弹等)所致,包括弹丸伤和弹片伤。在战争期间,各种火器伤皆可遇到;在和平时期,由弹头或爆炸物所致损伤常见于他杀、自杀和意外事件。现代的火器发展迅速,使火器伤伤情较过去更为严重且复杂,需要专门研究处理。

【病理和分类】

1. 病理　火器伤的局部病理改变可分为三个区域。

(1)原发伤道:为一不规则腔隙,内有失活组织、异物、血液和血凝块等。

(2)挫伤区:紧接原发伤道,2~3日后炎症明显,并发生组织坏死,坏死组织脱落后,原发伤道扩大而成继发伤道。

(3)震荡区:围绕挫伤区,主要由于受侧冲力后血液循环发生障碍所致,可有充血、水肿、血栓形成等。

2. 伤口分类

(1)盲管伤:只有入口而无出口,有弹丸或弹片存留。

(2)贯通伤:有入口和出口。多数的出口大于入口,近距离射击者的入口可能大于出口,高速弹珠射击者的入口和出口可能等大。

(3)切线伤:入口与出口相连成沟状。

(4)反跳伤:出口与入口在同处。

【辅助检查】

1. 血常规检查以提示出血程度及感染程度。

2. 窦道分泌物做菌培养以指导抗生素使用。

3. CT造影检查可提示伤道走向、范围等,指导手术。

4. CT三维重建可清楚提示弹丸或弹片位置,指导弹片取出。

5. MRI可检查患者有无颅内出血、胸腹腔内脏器损伤等。

【治疗】

1. 认真询问病史,仔细检查局部和全身情况。

2. 遇见复杂的伤情(多发伤、复合伤等),及时检诊,发现并优先处置危及生命的损伤。

3. 积极防治休克。尽可能迅速消除休克病因(如出血、张力性气胸等)、输液、输血、给氧等,以备及早施行手术处理。

4. 外科治疗。大多数火器伤需要清创,一般应在伤后8~12小时内施行手术。

(1) 如早期发现感染,应及时做分泌物菌培养,并应用抗菌药物。

(2) 需扩大伤口,充分暴露异物所在部位。

(3) 尽量取出伤道内泥沙、弹片、碎片等异物,术中注意避开重要血管及神经。

(4) 金属异物部位深、小且数目多,摘取困难或可能损伤重要器官,不可勉强取出。

(5) 彻底切除坏死组织,但大骨片应保留于原位。

(6) 神经和肌腱应以软组织包埋或吻合,重要血管也应修复。

(7) 清创后伤口一般不一期缝合,术后可行持续封闭式负压吸引治疗。

(8) 待创面彻底清洁方能缝合、植皮或皮瓣手术治疗,封闭创面。

(9) 如创面形成窦道及空腔,可清创后以 PRP 凝胶及纤维蛋白黏合剂填充后,再行缝合封闭创面。

(10) 术后监护生命体征,防治休克,抗感染等支持治疗。

(11) 术后体位应患肢抬高,注意引流体位摆放;避免患肢水肿。

(12) 有骨折或深部组织器官损伤者,需与相应科室合作治疗。

【注意事项】

1. 注意内部器官的损伤。

2. 小弹片穿透颅骨后,易造成内血肿;弹片经颌面或颈部入颅者,易并发颅内感染,一旦出现颅内压增高症,及时联系神经外科会诊,必要时行开颅手术。

3. 穿透胸腔后,如出现大量血气胸、心包填塞或心脏损伤、食管伤或进行性纵隔气肿等,应及时开胸手术。

4. 穿透腹腔后,如出现腹膜炎或内出血,应及时开腹手术。

(赵景峰 李 涛 郝岱峰)

(六)挤压伤

挤压伤是机体长时间受外力压迫导致组织、器官受损。

【病因及特点】

1. 常可因各类机械暴力所致,也可见爆炸冲击所致的挤压伤。

2. 典型受累部位为下肢(74%)、上肢(10%)和躯干(9%)。躯干挤压伤常伤及内脏,造成胃出血、肺及肝脾破裂等。

3. 严重挤压伤(土方、石块的压埋伤)多引起身体一系列的病理改变,如肢体坏死、休克、肾衰竭等,称为"挤压综合征"。

【临床表现】

1. 早期 肢体可出现肿胀、皮下淤血、指(趾)甲下黑紫色血肿等;甚至为开放性损伤,肢体组织挫裂;常伴有骨折、脏器损伤、颅脑损伤等相应症状,如呼吸困难、心率加快、意识丧失等。

2. 中期 肢体肿胀加重,出现张力性水疱、组织缺血坏死,甚至出现筋膜间隙综合征(CS),同时出现感染,严重时可出现脓毒血症相关症状;骨折、脏器损伤、颅脑损伤处理不及时会出现相应症状加重。

3. 晚期 肢体组织坏死后分解有毒产物、肌红蛋白入血,损伤肾小管,导致急性肾衰竭,可同时伴有或发展为多器官功能障碍综合征(MODS),甚至死亡。

【辅助检查】

1. 详细询问病史并查体 明确肢体损伤范围、肿胀情况,快速排查脏器合并伤。

2. X片检查 明确骨折情况。

3. CT检查 明确脏器、颅脑损伤。

4. MRI、P-ET检查 明确肢体组织损伤程度。

5. CAT检查 明确动脉损伤程度。

6. 测定骨筋膜室内压 四肢创伤需测定骨筋膜室内压。

7. Doppler检查 对诊断血管损伤有价值,并可明确有无脏器受损;判断骨筋膜室的血流量是否充足(造影判断肌肉活性),详见超声造影。

8. 血常规、生化检查 明确失血、感染、电解质紊乱、肾功能等情况。

9. 尿量、尿色、尿常规 快速了解肾功能情况。

【治疗】

1. 治疗原则

(1)立即针对危及生命的相关损伤进行抢救,如颅脑损伤、脏器损伤等。

(2)建立静脉通道,全面生命体征监护。

(3)肢体肿胀严重,应立即行切开减张术,不应等出现肢体坏死再减张,甚至可进行预防性减张术,术中可将封闭式负压引流材料填塞于切开肌间隙,再行持续负压吸引治疗,二期修复。

2. 全身治疗

(1)抗感染:早期可使用广谱抗生素,后可根据细菌(创面、血液)培养结果调整。

(2)脏器保护:特别是预防急性肾衰竭,碱化尿液,必要时可行透析。

(3)输血:针对失血过多及补充血容量。

(4)营养支持。

3. 清创

(1)肿胀肢体清创应避开重要血管神经走行,沿纵轴切开皮肤,切口延伸至正常皮肤。

(2)逐层探查,避免出现"夹心样坏死"。

(3)尽量保证关节腔的完整性。

(4)尽量彻底清除所有坏死组织,但要注意保护血供,防止出现肢体缺血坏死。

(5)对已出现缺血坏死的肢体应积极处理,甚至可行截肢、截指(趾)术。

(6)伴有开放骨折损伤,可清创后行骨折外固定架固定。

(7)躯干损伤,清创可请普外科、泌尿外科、胸外科、妇产科协同手术。

(8)清创后暂时不封闭创面,应使用持续封闭式负压吸引治疗、生物敷料等方式覆盖创面。

4. 二期修复

(1)创面通过阶段负压或换药治疗后,基底无坏死组织、肉芽新鲜可行二期修复。

(2)无骨质、肌腱外露,可行植皮术。

(3)骨质、肌腱外露可根据局部情况行(肌)皮瓣修复。

(4)如术区伴有窦道、空腔,可清创后行 PRP 凝胶或纤维蛋白黏合剂填充后,再行缝合封闭创面。

【康复】

1. 创面愈合后应早期积极行功能锻炼及防治瘢痕治疗。

2. 伴有骨折及器官功能损伤应行被动功能锻炼。

(冯 光 赵景峰)

(七)软组织异物残留

爆炸、火器伤、外伤常导致异物残留于人体软组织中,极大影响创面愈合、患者心理和生活质量。

【病因】

1. 工作安全防护措施不当引起的外伤,大部分为建筑工人、针织女工等,异物多为金属片、铁钉、金属针等。

2. 火器伤,主要为枪击伤或猎枪伤,残留物为铁砂、弹头等。

3. 爆炸伤,如煤气罐爆炸,残留异物大多数为木屑、金属、玻璃等。

4. 医源性异物残留,如断针、引流管、纱布等。

【临床表现】

1. 局部疼痛、麻木、局部肿块、皮下硬结。

2. 伤口感染,经久不愈,以顽固性创面、窦道等表现形式为主。

3. 局部无明显症状,但因过度关注异物残留而引起焦虑。

【并发症】

主要并发症为锐利异物直接损伤临近软组织或神经、血管及脏器等;残留异物因运动或组织挤压导致继发性组织损伤,形成感染性窦道迁延不愈。

【辅助检查】

1. B超检查 如异物不含金属成分,建议定位。

2. X线检查 如异物含金属成分,可初步行X线检查,如定位异物较表浅,可行手术治疗。

3. CT三维重建 如X线检查异物较深,可行CT三维重建检查,可更清晰定位异物。

4. 细菌培养 如有创面,取分泌物做菌培养,合理抗感染治疗。

【治疗】

1. 全身治疗

(1)早期需要给予足量有效抗生素抗感染治疗。

(2)制动患处,避免并发症发生。

(3)对症治疗,给予镇痛、退热治疗。

2. 局部治疗

(1)如为金属异物,未出现症状,对周围软组织无潜

(2)如有症状,根据检查结果行切开探查、异物取出术。如异物较多,术后复查 B 超、X 线检查或 CT 三维重建,确定异物数量及位置后完全取出。

(3)切开皮肤及皮下脂肪后,靠手指触诊异物来确定大致分离方向,要以钝性分离及电刀切开相结合的方式进行探查,边切边触直至找到异物。如异物位置周围有大血管或神经,需要谨慎小心,避免不必要的损伤。

(4)如异物为引流管、纱布等医源性异物,取出异物后需清除残留间生态组织及积存脓液,彻底清洗后方能封闭创面。

(5)术中异物取出后,如术区出现空腔或窦道可行 PRP 凝胶或外用冻干人纤维蛋白黏合剂填充,再逐层缝合封闭创面。

(赵景峰 李 涛 郝岱峰)

二、急性浅表软组织感染

浅表软组织感染大多为发生在皮肤及皮下软组织的感染,致病菌大多为金黄色葡萄球菌、表皮葡萄球菌及溶血性链球菌等,常见的有疖、痈、急性蜂窝织炎等。

(一)疖

疖是单个毛囊及其所属皮脂腺的急性化脓性感染,常侵袭皮下组织。多个疖同时或反复发生在身体各部位称为疖病,常见于营养不良的小儿、长期使用激素及免疫抑制剂者或糖尿病患者。

【病因】

引起疖的病菌多为金黄色葡萄球菌和表皮葡萄球菌,多在身体抵抗力降低时发病,皮肤局部擦伤、不洁、皮脂多、反复摩擦等都是发生疖的诱因。疖常发生在颈部、头、面、背、腋窝、会阴、小腿等毛囊和皮脂腺丰富的部位。

【临床表现】

早期局部出现红肿的小硬结,伴疼痛,后逐渐肿大,数日后中央组织坏死软化,出现黄白色脓头,待脓栓脱落后排出脓液,炎症逐渐消失。

【并发症】

如果疖发生在血液丰富的部位或患者免疫力低下时,可出现畏寒、发热等毒血症症状;如发生在面部危险三角区,可能发生化脓性海绵状静脉窦炎,病情严重,死亡率高。

【治疗】

早期可每日外涂莫匹罗星软膏,对于不成熟的疖不要主动挤破脓头,待其成熟后自行破溃或主动切开引流排出脓液,继续包扎换药,每日1次至愈合。对于有全身症状、发生部位特殊、免疫力低下等情况的患者,可适当使用抗生素控制感染。

(二)痈

痈是多个毛囊及其所属皮脂腺或汗腺的急性化脓性感染,或由多个疖融合而成,常侵袭皮下组织。多见于成年人,常发生在颈项、背等皮肤厚的部位。感染起源于一个毛囊,后会沿阻力小的皮下脂肪柱扩展到其他毛囊单位,形成多个脓头的痈。好发于糖尿病患者。

【病因】

引起疖的病菌多为金黄色葡萄球菌,诱因同疖。

【临床表现】

痈早期表现为稍隆起的紫红色区域,界限不清,后中央出现多个脓栓,脓栓破溃后呈蜂窝状,后中央部皮肤逐渐坏死、溶解,形成火山口状,坏死组织内有大量脓液。周围组织红肿、疼痛明显,可出现周围淋巴结肿痛。患者多有畏寒、发热、白细胞增多等症状。

【并发症】

易并发全身急性化脓性感染,如发生在面部危险三角区也可能发生化脓性海绵状静脉窦炎。

【治疗】

建议早期使用抗生素,每日外涂莫匹罗星软膏或者银锌抑菌霜。已有破溃者且中央皮肤已坏死者需要及时切开引流,一般采取十字切开引流法,深度达筋膜层,范围一般不超过红肿范围,对于危险三角区的痈切开需谨慎。切开后可填塞引流条每日换药直至愈合,如有条件可使用持续封闭式负压吸引效果更佳。如果患者因痈感染的全身症状极其严重,可考虑行痈切除术,切除后通过换药或持续封闭式负压吸治疗培养创基,待创基条件允许时通过植皮手术封闭创面。

(三)蜂窝织炎

蜂窝织炎为广泛的皮肤和皮下疏松结缔组织的弥

漫性化脓性感染。

【病因】

引起蜂窝织炎的常见病原菌为溶血性链球菌和金黄色葡萄球菌,少数由流感杆菌、肺炎链球菌、大肠埃希菌等引起。本病亦可为局部化脓性炎症的并发症,或深部化脓灶穿破后所致。局部外伤、血供不良、挤压疖肿及放射疗法均可作为本病诱因。化学物质直接注入皮内也可导致急性蜂窝织炎

【临床表现】

1. 好发部位 蜂窝织炎好发于下肢、足背、颜面、外阴、肛周等部位,发生于指、趾的蜂窝织炎称为瘭疽。

2. 局部表现 由于致病菌不同、毒性不同,以及发病部位和其深浅不同,而有轻重之别。早期为不明显的弥漫浸润性斑块,以后发炎的症状迅速扩展和加重。局部红、肿、热、痛,有显著的指压性水肿,有压痛。中央部分先是肿硬的斑块,以后软化形成脓肿,溃破后排出脓液及坏死组织。由葡萄球菌引起者脓液较稠,链球菌引起者脓液较稀。病变位置深者,红肿多不明显,有深部压痛。

3. 全身情况 急性起病有高热、寒战、头痛、全身不适等。常伴有淋巴结炎、淋巴管炎、坏疽、转移性脓肿,甚至发生败血症。慢性蜂窝织炎常呈板样硬化、色素沉着或潮红、灼热,疼痛不明显,可见有皮肤萎缩。好发于踝上部,亦可见于颈、腹或上肢,本型为硬结性蜂窝织炎,较罕见。复发性蜂窝织炎上述病情反复发作,红斑明显或不明显,也可完全没有。全身症状很轻或没有,

但反复肿胀,最后可导致慢性淋巴水肿。

【并发症】

蜂窝织炎常伴有淋巴结炎、淋巴管炎、坏疽、转移性脓肿,甚至发生败血症,这些并发症需要全身支持治疗、抗感染治疗和外科手术治疗。

【辅助检查】

1. 血常规 粒细胞总数及中性粒细胞总数增高。

2. 组织病理 真皮及皮下组织可见广泛的急性化脓性炎症改变,浸润细胞主要是淋巴细胞和中性粒细胞。血管和淋巴管扩张或栓塞,后期可见肉芽肿形成。毛囊、皮脂腺、汗腺被破坏,晚期可见由成纤维细胞、组织细胞及巨细胞形成的肉芽肿。

【鉴别诊断】

1. 接触性皮炎 有接触史,皮损界限清楚,灼痒感,一般不伴有全身症状,白细胞计数不高。

2. 丹毒 浅层炎症,浸润轻,皮损鲜红,边界清楚,不形成深层脓肿,可发生水疱但无化脓。

3. 血管性水肿 血管性水肿仅有水肿但无红斑,不化脓,无全身症状,消退快。

【治疗】

1. 全身治疗 早期需要给予足量有效抗生素抗感染治疗,首选头孢类抗生素,可联用抗厌氧菌抗生素;给予补液及营养支持治疗;给予镇痛、退热治疗。

2. 局部治疗 对于病变较轻,感染程度较浅的病灶,可外用50%硫酸镁湿敷,而后外用莫匹罗星软膏包扎治疗,局部可使用红光或激光半导体等物理疗法;形成脓腔者需要彻底切开引流,清创后以持续封闭式负压吸引方法逐渐封闭创面,皮肤缺损范围大者可待创面清洁后行植皮手术治疗。

(李 涛 郝岱峰)

三、丹 毒

丹毒是一种累及真皮淋巴管的感染,本病多在免疫力低下时发生,如糖尿病患者、慢性肾功不全者、酗酒者、营养不良者等;乳癌根治术后患者由于淋巴淤滞也易反复患丹毒;婴儿发生丹毒可导致败血症,死亡率高。

【病因】

引起丹毒的常见病原菌为 A 组 β 溶血性链球菌。局部外伤、各种皮肤溃疡、接种注射、鼻孔、外耳道、肛门、会阴、足趾的龟裂均可为病原菌侵入提供机会,从而诱发本病。

【临床表现】

1. 好发部位 小腿、颜面部。

2. 局部表现

(1)皮温高,局部红肿,红肿范围界限清楚,常出现线性红斑。

(2)出现硬结和非凹陷性水肿。

(3)触痛、灼痛感明显。

(4)临近淋巴结肿大,可伴淋巴结炎。

(5)严重者可出现水疱、出血性坏死、脓疱。

(6)丹毒复发可引起持续性局部淋巴水肿,最终发展为链球菌性淋巴水肿。

3. 全身情况　恶寒、发热、头痛、恶心、呕吐,一般会有2~5日潜伏期,潜伏期内有高热及疼痛症状。

【辅助检查】

可行血常规、局部病理、细菌培养、血抗链等检查,下肢丹毒需行足趾皮屑真菌检查,面部丹毒需行鼻窦放射学检查。

【治疗】

1. 全身治疗

(1)早期需要给予足量有效抗生素抗感染治疗,首选青霉素、头孢类抗生素,体温恢复正常后仍要坚持治疗2周左右以预防短期内复发。

(2)对症治疗,给予镇痛、退热治疗。

(3)在治疗过程中,需嘱患者尽量卧床,减少患肢活动。

2. 局部治疗

(1)患处可外用莫匹罗星软膏等各种抗生素软膏、丹毒软膏、20%鱼石脂软膏。

(2)局部可使用红光或激光半导体等物理疗法。

3. 其他治疗

(1)以足癣为病因的丹毒患者在治疗原发病同时应积极治疗足癣,可外用酮康唑软膏和口服抗真菌药一起进行。

(2)以下肢静脉曲张为病因的丹毒患者可使用氦氖激光、紫外线照射治疗。

【预后】

1. 治愈后致病菌可潜伏于淋巴管内,当患者抵抗力下降时易引起复发。

2. 婴儿及年老体弱患者如治疗不及时,常并发肾小球肾炎、皮下脓肿、败血症等,病情凶险。

(李 涛)

四、特殊感染性创面

(一)放线菌病

放线菌病是放线菌引起的人兽共患的一种渐进性、化脓性、肉芽肿性的慢性至亚急性感染性疾病,以局部扩散、化脓或肉芽肿炎性反应、多发脓肿和窦道瘘管为特征。

放线菌是一种革兰染色阳性、非抗酸、丝状、无芽孢、兼性厌氧菌、大多寄居于人和动物口腔、上呼吸道、消化道及泌尿生殖道,属正常菌群。当机体抵抗力降低、口腔卫生不良、拔牙或口腔黏膜受损时,可致内源性感染,引起放线菌病。

【临床表现】

本病临床表现隐匿,缺乏特异性,可通过血行传播,也可直接通过组织皮肤及骨骼播散,易形成瘘管和窦道。多侵犯男性,男女比例为3∶1;多发生于农村,城市发病率为农村1/10。

按受累部位主要分为3种临床类型。

1. 头颈型(60%) 可能表现为急性痛性的脓肿,或无痛性的硬性肿块,在头部或颈部多形成窦道并排出硫黄颗粒。病变多位于下颌骨或下颌下部位,并可以侵及骨组织引起骨髓炎。

2. 胸型(15%) 可以累及肺部、胸膜、纵隔或胸壁,可表现为慢性肺炎或胸膜炎,临床表现多为咳嗽、发热、消瘦、胸痛,易与结核肿瘤混淆。

3. 腹盆型(10%~20%) 多隐匿,易与炎症或肿瘤混淆,多有持续性下腹痛、腹块等不典型症状。

原发于皮肤的放线菌病较少见,通常与外源性创伤和局部缺血有关。

【诊断】

本病的症状体征均无特异性,确诊主要靠组织培养或组织病理切片找到放线菌。

1. 硫黄颗粒具有相对特异性 在病灶和脓液中可找到肉眼可见的黄色小颗粒,称硫黄颗粒,是放线菌在病变中形成的菌落;或取颗粒制成压片后,在显微镜下检查是否有菊花状排列的菌丝;但包含典型硫黄颗粒的组织不超过全部放线菌感染所致皮损的1%,常规组织切片发现菌团的概率极低。

2. 细菌培养 放线菌生长缓慢,常需培养2周以上才可见菌落生长,且其对抗菌药物敏感,培养前如使用过任一种抗生素均可能影响培养结果;本身检出率低,且缺乏特异性辅助检查,绝大多数病例术前很难确诊。

3. 单克隆抗体染色 有助于诊断放线菌病,且具有一定特异性。

4. 基因测序方法 可在患者的血液及局部脓肿组织中检测到放线菌基因片段。

【鉴别诊断】

1. 与其他感染性疾病鉴别 如结核杆菌、非结核性分枝杆菌、真菌感染性皮肤病等。活检组织做常规细菌、真菌培养、组织病理学检查发现致病菌可确诊感染性皮肤病;若临床表现为慢性炎性肉芽肿病变,而结核杆菌及真菌学检查均阴性,需提高警惕,判断是否为放线菌类感染。

2. 需特别注意与奴卡菌(又名诺卡菌)引起的皮肤感染性疾病相鉴别 详见表9。

表9 放线菌病与奴卡菌病的鉴别

项 目	放线菌病	奴卡菌病
病原菌	放线菌	奴卡菌
革兰染色	阳性	阳性
好发部位	面颈部、胸腹部	腿部、足部
诱发因素	外伤、缺血	局部手术
生长环境	厌氧或微需氧	专性需氧
临床表现	肉芽肿性炎或脓肿、瘘管形成、硫黄颗粒排出	肉芽肿性炎或窦道形成伴脓液流出、硫黄颗粒排出
治疗	首选青霉素	首选磺胺类

【治疗】

1. 开放手术 不仅能确定诊断,还能有效清除坏死组织及病灶,充分引流;清除病灶周围纤维组织,改变病变组织及周围缺氧环境,并使抗生素能迅速进入病灶部位,抑制放线菌增殖。

2. 药物治疗

(1)青霉素为首选药:青霉素 G 1 000 万～2 000 万 U/日,共用 4 周。

(2)联合用药:放线菌常伴发其他细菌的混合感染,故治疗需同时针对其他病原体。推荐氨基青霉素类和β-内酰胺酶抑制药用于一线治疗,根据创面分泌物细菌培养和药敏结果,调整或联合应用抗生素。

3. 其他 联合高压氧疗等,并建议应对患者随访至少 1 年。

【预后】

1. 放线菌病病程长,临床表现多样,复发率高,治疗时间需 6～12 个月,但预后较好,早期诊断并使用有效抗菌药物治疗治愈率可达 90%。

2. 一旦窦道形成,重要器官受累,尤其是确诊时病程超过 6 个月,将使治疗变得十分困难,病死率增加,因此,早期诊断和治疗是本病的关键。

(二)皮肤炭疽

炭疽是由炭疽杆菌感染所导致的一种人畜共患的急性传染病,人可由于接触病畜或动物制品而发生感染。可导致皮肤炭疽、肺炭疽、肠炭疽、脑膜型炭疽、败血型炭疽,皮肤炭疽最为多见。

【流行病学】

炭疽散布于世界各地,呈地方性散在流行,为一种自然疫源性疾病。在皮毛加工工业集中性城镇,炭疽病可暴发流行,成为重要职业病之一。皮肤炭疽主要于草原牧区散在发生。

1. 传染源　主要传染源是患病的牛、马、羊、骆驼等食草动物;次要传染源为狗、狼等食肉动物,可因吞食病畜肉类而感染得病;炭疽患者的分泌物、血液、排泄物也具传染性。

2. 传播途径　接触感染是本病流行的主要途径。皮肤直接接触病畜及其皮毛最易受染,吸入带大量炭疽芽孢的尘埃、气溶胶或进食染菌肉类,可分别发生肺炭疽或肠炭疽。

3. 易感人群　从事与病畜及其皮毛和排泄物、带芽孢的尘埃等的接触机会较多的职业(农民、牧民、兽医、屠宰场和皮毛加工厂工人等),发病率较高。

【病原学】

1. 炭疽杆菌是需氧或兼性厌氧、无鞭毛的粗大杆菌,革兰染色阳性。在人体内有荚膜形成并具较强致病性,无毒菌株不产生荚膜。炭疽杆菌生长能力强,在常规培养基上生长良好。

2. 炭疽杆菌能分泌炭疽毒素,炭疽毒素是由第Ⅰ因子(水肿因子,EF)、第Ⅱ因子(保护性抗原,PA)及第Ⅲ因子(致死因子,LF)所组成的复合多聚体。

【发病机制】

炭疽杆菌依靠炭疽毒素产生病理损伤。

1. 直接损伤微血管的内皮细胞,使血管壁的通透性增加,导致有效血容量不足。

2. 导致生物活性物质的释放增加,从而使小血管扩张,加重血管通透性,减少组织灌注量。

3. 损伤血管内膜,激活内源性凝血系统及释放组织凝血活酶物质,血液呈高凝状态,血管内血栓形成,加重组织缺血、缺氧,病情加重可发生 DIC 和感染性休克。

【病理改变】

局部呈痈样病灶,四周为凝固性坏死区,皮肤组织呈急性浆液性出血性炎症,间质水肿显著。

【临床表现】

1. 炭疽感染的潜伏期为 1~5 日,最短仅 12 小时,最长 12 日,有皮肤外伤或破溃者感染概率增高。

2. 皮肤炭疽可分炭疽痈和恶性水肿两型。炭疽多见于面、颈、肩、手和脚等裸露部位皮肤,病变为进行性发展过程。初为丘疹或斑疹,一般第 2 日可出现血疱,周围组织硬而肿。第 3~4 日中心区呈现出血性坏死,稍下陷,周围有成群小水疱,水肿区继续扩大。第 5~7 日水疱坏死破裂成浅小溃疡,血样分泌物结成黑色似炭块的干痂,痂下有肉芽组织形成炭疽痈,周围组织有非凹陷性水肿。黑痂坏死区的直径大小不等,水肿区以坚实、疼痛不明显、非化脓性溃疡等为其特点。

3. 少数病例局部无黑痂形成而呈现大块状水肿,累及部位大多为组织疏松的眼睑、颈、大腿等,患处肿胀透明而坚韧,扩展迅速,可致大片坏死。全身毒血症明显,病情危重,若治疗贻误,可因循环衰竭而死亡。如病原菌进入血液,可产生败血症,并继发肺炎及脑膜炎。

4. 皮肤炭疽因缺血及毒素的作用,真皮的神经纤维发生变性,故病灶处常无明显的疼痛感。

5. 发病后即可出现发热、头痛、局部淋巴结肿大及脾肿大等。

6. 导致心肌损伤,可出现心功能不全。

【辅助检查】

1. 血常规　白细胞总数、中性粒细胞总数大多增高。

2. 涂片检查　取水疱内容物、分泌物、痰液、呕吐物、粪便、血液或脑脊液等做涂片,可发现病原菌。

3. 培养　细菌分离培养获得炭疽杆菌。

4. 血清抗炭疽特异性抗体滴度　4倍或4倍以上具有诊断意义。

【诊断】

1. 患者的职业、工作和生活情况,结合皮肤炭疽的特征性临床表现,可做出疑似诊断。

2. 确诊有赖于各种分泌物、排泄物、血、脑脊液等的涂片检查和培养或行血清抗炭疽特异性抗体滴度检验。

3. 涂片检查最简便,如找到典型而具荚膜的炭疽杆菌,诊断即可成立。

【鉴别诊断】

需与痈、蜂窝织炎、坏死性筋膜炎、毒虫咬伤等相鉴别。

【治疗】

患者明确诊断后应立即严格隔离,对其分泌物和排泄物按芽孢的消毒方法进行消毒处理;立即建立快速通畅的静脉通路以备采取有效的救治措施；确诊24个小时内应按照甲类传染病上报；无治疗条件立即联系并转往有治疗条件的传染病医院专科治疗。

1. 全身综合治疗

(1) 出血严重者应适当输血。

(2) 皮肤恶性水肿者可适当应用肾上腺皮质激素，对控制局部水肿的发展及减轻毒血症有效，短期静脉滴注，但必须结合抗生素使用。

(3) 并发DIC者，应及时应用肝素，抗DIC治疗。

(4) 合并休克需加强补液并结合血管活性药物升压、改善循环治疗。

(5) 纠正电解质紊乱。

(6) 预防心功能不全，可使用毛花苷C。

2. 局部治疗

(1) 对皮肤局部病灶除取标本作诊断外，切忌挤压，以防感染扩散而发生败血症。

(2) 有完备的隔离条件下，如肢体存在发生骨筋膜室综合征风险，应及时切开减张。

(3) 局部可用1:2 000高锰酸钾液洗涤，敷以红霉素软膏，使用无菌敷料包扎。

(4) 局部可用碘伏消毒，敷以莫匹罗星软膏，使用无菌敷料包扎。

3. 抗感染治疗 优先使用青霉素分次肌内注射，对青霉素过敏者可采用莫西沙星或碳青霉烯类抗生素（需原液皮试）。药敏试验回报后，根据药敏试验结果选择敏感抗生素。

4. 特异性炭疽毒素抑制药 对脓毒症严重者除抗生素治疗外,可同时应用。

【预后】

皮肤炭疽的病死率已降低为1%左右,但位于颈部、面部、并发败血症或属于恶性水肿型的皮肤炭疽预后较差。

(陈泽群 李善友)

五、坏死性软组织感染

坏死性软组织感染(necrotizing soft tissue infection,NSTI)是指一系列进展迅速的、致命性的软组织感染,涉及层次包括皮肤、皮下组织、浅筋膜、深筋膜或肌肉,不包含疖和普通的脓肿。即使此类疾病涉及不同的解剖部位和深度,但在诊断和治疗上有相似之处,所以目前更倾向于使用NSTI来统一称呼此类疾病。

NSTI的特点是发病急骤,发展迅猛,病情凶险,局部组织迅速广泛坏死,病死率相对较高,据报道可达20%~46%。

【分类】

1. 根据病情,NSTI可以分为单纯性NSTI和复杂性NSTI,后者一般是指病灶广泛、伴发热等全身症状、有合并症、需要手术治疗的NSTI。

2. 根据感染涉及的层次,NSTI可以分为坏死性脂膜炎、坏死性筋膜炎、坏死性肌炎。

3. 根据感染的部位,NSTI又可以有不同的名称,如主要发生于口腔底部、颈部的路德维格咽峡炎

(Ludwig Angina)，主要发生于会阴部、肛周的 Fournier 坏疽（Fournier's Gangrene）等。

4. 目前更倾向于根据感染的病原菌进行分类，主要包括 1～3 型。其中，1 型是混合细菌感染，包括阳性球菌、阴性杆菌、厌氧菌、真菌等，此型占 NSTI 的 55%～75%，常见致病菌有链球菌、葡萄球菌、肠球菌、大肠埃希菌、克雷白杆菌、铜绿假单胞菌、不动杆菌、拟杆菌、真菌等。2 型是特指由 A 型溶血性链球菌（GAS）或金黄色葡萄球菌引起的单细菌感染。3 型也是单细菌感染，主要由梭菌属、创伤弧菌或产气单胞菌等引起。

【病因】

1. 外伤、手术后并发感染。
2. 疖、脓肿等感染加重扩散。
3. 蚊虫叮咬、动物咬伤后并发感染。
4. 压疮、糖尿病足病、血管性溃疡等慢性创面并发感染。
5. 皮肤病并发感染。
6. 药物不洁注射。

【诱因】

1. 高龄。
2. 慢性疾病。糖尿病、慢性肾衰竭、慢性心力衰竭等。
3. 血管疾病。动脉粥样硬化、外周血管病变等。
4. 恶性疾病。恶性肿瘤、白血病、艾滋病等。
5. 营养不良。长期的营养不良、恶病质等。
6. 免疫功能不良。长期使用糖皮质激素及免疫抑制药等。

7. 化疗、放疗。

8. 其他。酗酒、吸毒、肥胖、性交过度等。

【临床表现】

部分病变早期症状就很明显,也有部分病变来源于深部,局部起始症状可能不太明显,随着病情的进展,再出现显著的局部表现和全身表现。

1. 局部表现

(1)早期局部表现包括疼痛,尤其是超出病变外观范围的疼痛,可伴有红斑、超出红斑范围的肿胀、皮温增高等。同时可出现皮肤色泽的变化、表皮松解、皮肤感觉缺失等症状。

(2)后期局部表现一般为迅速进展的红、肿、痛,疼痛剧烈、拒按、超出外观表现范围,同时局部有血疱、棕褐色渗出液、皮下波动感、皮肤坏疽等表现,可伴有恶臭、捻发音。

(3)感染也可向临近部位扩散,表现为相应部位的炎症表现。

2. 全身表现 一般早期出现的全身表现包括发热、心动过速等,后期可表现为恶寒、高热,严重时出现全身炎症反应综合征、脓毒症、休克,以及多脏器功能障碍综合征等。

【辅助检查】

1. 炎症指标 主要有白细胞计数、中性粒细胞百分比、C反应蛋白、降钙素原等,表现为不同程度的增高。如果病情比较严重,出现脓毒症,白细胞可能有明显降低。

2. 脏器功能指标　包括血红蛋白、血小板、白蛋白、电解质、胆红素、肌酐等,可能出现贫血、血小板降低、低白蛋白血症、电解质紊乱、胆红素和肌酐不同程度的增高等。

3. 影像检查

(1)B超:简便易行,可用于早期诊断和引导穿刺抽脓液培养,可显示皮肤水肿增厚,筋膜变形不规则,筋膜下有脓腔、积液、皮下气体等。

(2)CT扫描:主要的优点在于鉴别有无组织内积气、深部脓肿(如肌间脓肿)。

(3)MRI:对软组织显影更好,能够很好地明确有无深部组织坏死,联合造影效果更佳。

4. 病原学检查　对创面分泌物、脓液或活检组织进行细菌、真菌涂片及培养、药敏检测等,明确病原菌,指导抗生素治疗

5. 组织病理检查　对活检组织进行病理检查,可提示有组织坏死、炎症细胞浸润、血栓形成等。

【诊断】

由于本病起病急、发展快,早期临床症状可能不典型,往往就诊时感染已广泛扩展,病情危重。因此,对本病及时正确的诊断具有重要的临床意义。凡是出现超出病变外观范围的疼痛、肿胀、皮温增高都应该引起重视,如果触及皮下波动感、捻发音,伴有发热、寒战等症状应高度怀疑,及时通过相关检查明确,必要时尽早手术探查,这是确诊病变和病变范围的最终手段。

【治疗】

本病一经诊断,即应在稳定生命体征的情况下,尽早手术探查、清创,切忌单纯保守治疗。

1. 全身治疗 由于本病全身中毒症状出现较早且重,可能并发脓毒症、休克等,因此应及早进行全身治疗,稳定生命体征,改善全身情况,为局部治疗创造条件。

(1)抗感染治疗:早期、足量使用广谱抗生素,并保证足够疗程,同时尽早行病原学检查明确病原菌,并根据药敏结果针对性治疗。

(2)液体复苏治疗:由于感染可能涉及不同解剖层次和范围,有不同程度的隐形液体丢失,液体复苏应早期、足量,同时警惕脓毒症休克。

(3)支持治疗:按需补充悬浮红细胞、血浆、血小板、纤维蛋白原、凝血酶原复合物,改善凝血功能异常;及时纠正水、电解质紊乱和酸碱失衡,纠正低蛋白血症。

(4)营养支持:包括足够的热能和蛋白,以及必要的维生素和微量元素。

(5)免疫支持治疗:尽可能降低引起免疫功能低下的治疗强度,同时可以考虑使用静脉注射用免疫球蛋白,尤其是 2 型 NSTI。

2. 局部治疗 本病一经诊断,立即安排手术探查等治疗,手术分为两个阶段,即探查清创阶段和创面封闭阶段。

(1)探查清创阶段

①尽早手术探查、清创是治疗本病的关键,千万不

能迟疑。

②手术探查、清创一定要彻底开放感染侵及的层次和范围,不能仅靠局部多处切口引流,以达到理想清创引流的目的。

③将脓液彻底清除,将坏死皮下皮肤、皮下深层坏死组织彻底去除,但应尽可能保留重要的血管、神经等组织。

④清创后可以通过持续封闭式负压吸引保证创面引流通畅、培养创基,同时可结合生理盐水或庆大霉素生理盐水灌洗,普通换药治疗很难保证引流效果。

⑤暴露的血管、神经、肌腱等组织可以通过覆盖胶原蛋白海绵、人工真皮等生物敷料加以保护,也有助于防止创面进行性加深。

⑥一般需要反复多次清创,不建议直接封闭创面。

(2)创面封闭阶段

①在反复清创、持续封闭式负压吸引的基础上,创基培养良好,可以考虑封闭创面。如果创面范围较大、层次较多,可以采用序贯性封闭创面的方法,逐步缩小创面。

②根据创面的情况,合理选择皮瓣移植、植皮等方式封闭创面。

③如果有较深窦道残留,可使用富血小板血浆或冻干人纤维蛋白黏合剂填塞窦道后再行封闭创面。

3. 辅助治疗

(1)Fournier 坏疽因为病变在肛周、会阴部,极易被大小便污染,故妥善处理大小便尤为重要。首先患者需要导尿,而后建议患者在创面清创的同时行乙状结肠造瘘术,这样可使创面清洁,加速恢复。如患者拒绝行肠造瘘术,可给患者单纯肠外营养以减少大便。

(2)如患者病变部位在臀部及背部,为避免患区压迫,可使用悬浮床辅助治疗。

【并发症及处理】

1. 脓毒症休克 加强抗感染和液体复苏治疗,严密调控。

2. 多脏器功能障碍 严密监测脏器功能,尽早给予脏器功能保护和支持治疗,包括机械通气、肾脏替代治疗等。

3. 出血 感染侵及血管尤其是大血管时可能导致血管破裂、大出血,应严密监测、及时发现,积极治疗。

(褚万立 李 涛 郝岱峰)

缩略语

NSTI(Necrotizing soft tissue infection)坏死性软组织感染

第三章 临床操作

一、创面换药术

【适应证及目的】

观察创面有否感染并清洁创面,消除妨碍伤口愈合因素,促进伤口愈合。

【设备、器械、药物准备】

1. 常用换药器械 换药包、清创包。

2. 换药常用内层敷料 含银敷料、吸水敷料、活性炭类敷料、凡士林纱布、弹力绷带、网套等。

3. 换药常用消毒药物 酒精、碘伏、过氧化氢溶液、银离子溶液等。

4. 换药常用促进生长药物 外用重组人成纤维细胞生长因子、重组人表皮生长因子外用溶液、重组人表皮生长因子凝胶等。

5. 换药常用抗感染药物 磺胺嘧啶银、磺胺嘧啶锌、莫匹罗星软膏、复合溶菌酶等。

6. 其他 持续封闭式负压引流装置。

【方法】

1. 基本方法

(1)戴帽子、口罩,洗手,根据创面情况准备物品。

(2)打开换药包,戴手套,取下敷料,若敷料与伤口粘连,应先用盐水或碘伏浸透后再揭去,揭去敷料时揭开方向应与切口平行,以免影响创面愈合。

(3) 如患者创面分泌物较多,可于换药前先行高渗盐水(20%以上浓度 NaCl)浸浴(如糖尿病足病患者、大面积烧伤患者),浸浴时间 15 分钟,浸浴时可清洗创面及周围皮肤,以减少分泌物及组织水肿,待创面较清洁后再换药。

(4) 清洁的创面消毒时由创面向外消毒,感染的创面由外向创面消毒,对于血供较差的组织消毒时宜用较温和的消毒剂(避免反复使用过氧化氢溶液于创面冲洗),消毒范围应达离创缘 5~10cm,用酒精消毒时切忌用酒精接触创面。

(5) 清洁的创面消毒后,可先用促进组织生长的药物,然后外用含银敷料覆盖,无菌敷料覆盖固定;感染的窦道创面消毒后,若脓液较多,可先用盐水或碘伏将创面反复冲洗,再将创面内脓液清除,若有感染、水肿肉芽组织,可用高渗盐水湿敷、剪刀剪除或用刮匙刮除。

(6) 创面处理完后,用无菌敷料包扎,覆盖敷料应达伤口周围 3cm 以上,纱布厚度以下次换药前不渗透全层敷料为宜,若创面渗出较多,可加用棉垫。

(7) 胸腹部术后创面,包扎后应用胸带或腹带包扎固定,防止呼吸运动影响创面愈合,避免缝合伤口裂开。

2. 特殊换药时注意事项

(1) 缝合伤口换药:清洁缝合伤口可使用酒精消毒后,无菌敷料包扎,隔日换药治疗。换药时应观察缝合伤口有无红肿,缝线有无崩脱。若出现缝合伤口红肿,应予以外用抑菌药物加强换药治疗,并加强抗生素抗感染治疗;若怀疑缝合伤口下存在积液,可拆除部分缝线,充分引流缝合伤口,必要时再次清创缝合治疗。

(2)皮瓣手术后换药:皮瓣手术后换药时应观察皮瓣下放置引流管引流液的量和引流液性质的变化,观察皮瓣血供及缝合口的愈合情况,术后早期应检查皮瓣下方有无积液或血肿,若皮瓣下存在血肿或积液,应及时清除,并给予药物止血治疗后加压包扎。包扎固定应良好,防止皮瓣搓动。

(3)植皮区换药:如无特殊情况,刃厚皮植皮区于术后5~7日打开,中厚皮植皮区于术后9~11日打开,全厚皮植皮区于术后12~14日打开。打开植皮区敷料应动作轻柔,防止皮片撕脱。植皮区首次换药后应继续予以隔日加压包扎换药治疗或行负压封闭引流治疗至植皮区创面愈合。目前植皮区的固定通常用以下3种方法。

①持续封闭式负压引流。采用负压吸引装置固定的植皮区,术后要观察术区引流液的量、颜色及性质,为防止皮片撕脱,如无特殊情况,植皮区于术后第7日首次更换负压装置。

②加压包扎固定。术后应注意观察敷料有无渗出,术区有无异味,包扎敷料有无松动等。

③打包固定。打包固定的植皮区术后换药时应注意观察缝合口有无渗液及缝线有无崩脱,打包敷料清洁、固定良好,可使用酒精纱条绕打包敷料1周后清洁换药治疗;若打包敷料下可见渗出,应加强换药治疗,必

要时拆除打包敷料查看有无感染并加强换药治疗。

（4）供皮区换药：头部供皮区可于术后第1日半暴露换药，保留凡士林纱布，外用消毒液及重组人表皮生长因子外用溶液每日喷3～6次于创面上。中厚皮片的供皮区可于术后第2日开始隔日换药，外用吸水型敷料包扎固定，若术区渗出较多，可加强换药治疗。

（5）窦道换药：窦道换药时，前期消毒后，应用过氧化氢溶液、碘伏溶液、生理盐水反复冲洗窦道，待窦道内较为清洁后，使用留置引流条的方法引流窦道创面，目前多采用持续封闭式负压引流装置引流窦道创面，每次换药时注意将引流条（负压材料）的长度修剪为短于窦道长度。

（6）引流管换药：皮瓣手术、扩张器置入手术、截肢手术常于术区放置引流条或引流管，若术区放置引流条，应在72小时内拔除引流条，若术区放置引流管，根据引流液决定何时拔除引流管，拔除引流管时应动作轻柔，防止引流管断裂导致残端遗留于创面内引起继发感染。

（7）扩张器置入术后换药：扩张器置入术后最常见的并发症是术区出血，若术区出血应充分引流血肿，适度于扩张器内注水，术区外用敷料加压包扎，配合止血药物的使用来止血。

（8）创周湿疹换药：换药时若创面周围出现湿疹，可行暴露或半暴露换药，让创周皮肤保持干燥，湿疹可外用炉甘石洗剂，促进湿疹消退，若创面必须覆盖敷料，可用吸水型敷料换药。

(9)特殊部位创面换药:会阴部创面换药后可用半暴露方式,贴膜、外用网套固定;手足创面换药,若需用绷带固定,指蹼应充分填塞纱布,防止指蹼粘连;手部包扎通常应保持手部功能位,手指植皮区换药包扎时应使植皮区处于张力位,适度加压包扎。手足包扎时应将手足末端暴露,术后及时观察手足末端血供。

【技巧及问题】

1. 若创面呈虫蚀样改变时,考虑金黄色葡萄球菌感染可能性大,可于换药时用复合溶菌酶纱布湿覆创面10分钟,后使用莫匹罗星软膏涂抹伤口后敷料包扎固定。

2. 若创面包扎敷料出现草绿色渗出,考虑铜绿假单胞菌感染可能性大,干燥环境非常不利于铜绿假单胞菌繁殖生长,可采用暴露或半暴露换药方式,可用红光或半导体照射,保持创面干燥。

3. 慢性创面应该每隔1周或创面渗出液改变时做1次分泌物细菌培养,及时选用敏感抗生素抗感染治疗。

4. 干燥创面建议使用水凝胶敷料;轻度渗出创面可使用半通透透明膜、水胶体敷料、硅酮/水凝胶泡沫敷料及凡士林纱布;中度渗出创面可选择泡沫敷料、水胶体敷料和藻酸盐敷料;重度创面可使用泡沫敷料、藻酸盐敷料和亲水纤维敷料。

(赵 帆 付顺来 李 涛)

二、心肺复苏术

【适应证】

心搏骤停一旦发生,如得不到即刻及时地抢救复苏,4~6分钟后会造成患者脑和其他重要器官组织的不可逆损害,因此心搏骤停后的心肺复苏术(cardiopulmonary resuscitation,CPR)必须在现场立即进行。

【设备、器械、药物准备】

心肺复苏板,简易呼吸器,除颤仪。

【方法】

1. 判断患者有无意识与反应,轻拍患者肩部,并高声呼叫:"喂!你怎么啦?"

2. 患者如无反应,应高声呼救,寻求他人帮助,同时帮拿除颤仪。

3. 将患者置于仰卧位,去枕,身体成一直线,并解开上衣。

4. 检查颈动脉搏动同时判定呼吸。以一手中指与食指从喉结部向外滑行,置于气管与胸锁乳突肌之间触摸动脉搏动,检查时间不得超过10秒。如确定颈动脉搏动消失,应立即进行胸外心脏按压。

5. 胸外心脏按压方法。

(1)于患者躯干下方放置心肺复苏板。

(2)取两乳头连线与胸骨交点为按压部位,将一手掌的根部放在上述部位,手指交叉两手平行重叠按压,手指离开胸壁,保持肘关节伸直,按压时双臂垂直向下,将胸骨向下按压至少5cm,保证胸廓充分回弹,按压频率为每分钟至少100次,按压30次后行人工呼吸2次。

6. 人工呼吸方法

(1)打开气道。左手压其前额,右手中、环指上抬下颏,将头后仰打开气道(仰头抬颏法)。

(2)清理口腔异物(同时转颈,以食指清除异物,再复位)。

(3)人工呼吸。保持打开气道位置,给予人工呼吸2次。方法:以EC手法使用面罩——简易呼吸器,将面罩紧贴着患者覆盖口鼻,单手挤压呼吸囊吹气直至胸廓抬起(1秒),避免过度通气。1次通气量<500ml(气囊1/3~1/2)。

7. 最初做人工呼吸与胸外心脏按压4~5个循环后,检查1次生命体征;以后每隔4~5分钟检查1次生命体征,每次检查时间不得超过10秒。

8. 在做心肺复苏术的同时,应给予盐酸肾上腺素注射液1mg静脉注射,隔3~5分钟1次,直到患者出现心跳。

9. 室颤是电除颤的绝对指征,当拿到除颤仪后,应及时给予心脏除颤,恢复心跳。单项除颤仪设定为360J,双相除颤仪设定为200J(或根据机器说明设定能量),对于初次电除颤未成功者,可给予血管升压素后每2分钟1次,或者行心肺复苏5个循环后再行除颤。

【技巧及问题】

由于儿童的解剖、生理及发育等与成人不同,儿童与成人CPR的徒手操作有较大差异。8岁以上儿童与成人徒手 CPR 基本相同。婴儿可用大拇指代替手来按压,一般要求按压深度达到 1~2cm,约为胸廓厚度的 1/3,可根据患者体型大小等情况灵活掌握,按压时可触到颈动脉搏动效果最为理想。

【并发症及处理】

1. 胸骨、肋骨骨折 可能刺破胸腔脏器,可请胸心外科医师查看后明确下一步治疗。

2. 呼吸道误吸 应及时行雾化吸痰治疗,请呼吸科医师使用支气管镜取出呼吸道异物。

(赵 帆 付顺来 李 涛)

三、深静脉穿刺置管术

深静脉穿刺置管术是采用经皮穿刺或局部切开的方法将导管临时置入深静脉的一项操作技术,特别是在危重患者抢救,大量输液、输血等治疗上具有较强实用性,在创面修复外科中也经常使用。

(一)锁骨下静脉穿刺

【适应证】

1. 无法进食患者的全胃肠外营养疗法

2. 需长期静脉输液而周围血管塌陷、硬化、纤细脆弱不易穿刺者。例如:恶性肿瘤患者需反复输注化疗药物及对血管有刺激性的药物;恶病质、休克或四肢血管塌陷,不易做静脉穿刺或反复滑出者。

3. 需短时间内大量输血、输液者或连续输液且需要时间较长者,如危重患者休克抢救时需保证抢救通道。

4. 肥胖、水肿患者外周浅静脉穿刺困难者。

5. 测定中心静脉压,安装起搏器。

【禁忌证】

1. 出血性疾病如白血病等。

2. 锁骨骨折者。

3. 穿刺部位局部皮肤感染者(大面积烧伤患者抢救时可不考虑感染因素,以抢救生命为先)。

【操作】

1. 用品及准备

(1)备皮包、手套。

(2)锁骨下静脉穿刺包1个:镊子2把,换药碗2个,治疗巾,纱布,剪刀1把,持针器1把,缝合针,缝合线。

(3)治疗盘:碘酒,酒精。

(4)一次性中心静脉穿刺装置1套:内有穿刺针头1个,导丝推进器1套(内含导丝),中心静脉导管1根,肝素帽,无菌透明贴膜。

(5)其他用物:1%甲紫,2%利多卡因1支,肝素稀释液1瓶(25U/ml),5ml注射器,20ml注射器。

2. 方法及内容

(1)患者取头低肩高位或去枕平卧位,头转向操作者对侧(一般选用右侧穿刺,因左侧有胸导管经过,胸膜顶位置较高,容易误伤,右侧锁骨下静脉较直,易插入导管)。

(2)取锁骨下缘的内、中 1/3 交点下方 1cm 为穿刺点,1%甲紫标记进针点及胸锁关节。

(3)局部皮肤消毒,戴手套,铺无菌洞巾,局部麻醉。

(4)以穿刺点与同侧胸锁关节上缘形成的连线作为进针方向标志(相当于与胸骨纵轴呈45°角),并使穿刺针与胸壁平面呈水平位或不超过15°角。

(5)穿刺针抵达锁骨处时应保持针尖紧贴锁骨后面进入,进针过程应一边进针一边回抽,始终使穿刺针筒内保持一定负压,当进针达3～5cm时阻力突然下降,并见到静脉回血,提示穿刺成功。

(6)左手固定穿刺针,右手将导丝自穿刺针后口插入,导引钢丝在体外剩余约40cm时拔出穿刺针。

(7)沿导丝尾端插入扩张鞘,接触体表皮肤后按同一方向旋转,随导丝刺入血管后撤出扩张鞘,并以左手用无菌纱布压迫穿刺点防止出血。

(8)右手将中心静脉导管沿导丝插入静脉,一边推一边撤离导丝,保持动作协调,当导管插入15cm左右时即可完全抽出导丝。

(9)用20ml注射器抽吸肝素稀释液,与导管尾部相接反复抽吸2～3次,均见有顺利回血时向导管内注入肝素稀释液2～3ml。

(10)用卡板锁定导管,扯下注射器,接肝素帽或可来福接头待用(多腔导管均需以此过程为例)。

(11)用缝合针将导管缝合固定于近穿刺点,再用酒精棉球消毒,擦除血迹,无菌敷贴固定。

(12)撤除洞巾,与输液管路连接。

【并发症】

1. 气胸、血肿 穿刺角度不对或过深进入胸腔可引起气胸,多次进针、穿刺过程中压迫力度不够或时间过短易引起皮下血肿。

2. 空气栓塞 锁骨下静脉吸气时可形成负压,液体滴空可使空气进入血管,引起空气栓塞。主要原因有液体滴空、导管断裂、接头脱出、液面过低等。

3. 导管阻塞 常由封管方法不对、停止输液时间过长、液体输入速度过慢、采血时速度过慢等引起。

4. 心律失常 常由导丝或导管进入过深刺激三尖瓣或右心室引起。

5. 导管曲折、脱出 常由固定不牢或意识不清患者肆意撕扯引起。

6. 感染 常由导管留置时间过长,未能正确无菌封管等引起,常引起发热,拔出导管后送检导管尖端细菌培养可明确病因。

【注意事项】

1. 锁骨下静脉穿刺前需熟练掌握解剖结构,进针方向要正确。

2. 躁动不安而无法约束者、不能取肩高头低的呼吸急促患者、胸膜顶上升的肺气肿患者,均不宜施行此术。

3. 由于深静脉导管置入上腔静脉,常为负压,输液时注意输液瓶绝对不应输空;更换导管时防止空气进入而发生气体栓塞。

4. 为了防止血液在导管内凝聚,在输液完毕,用肝素盐水或 0.4% 的枸橼酸钠溶液冲注导管后封管。

5. 导管外敷料一般每日更换 1 次,局部皮肤可用酒精棉球消毒。

6. 输液、封管、消毒换贴膜时要严格无菌操作,出现不明原因发热时应考虑是否为导管留置时间过长造成感染所致。

7. 一般置管留置时间不宜太长,靠近创面时不超过7日,需及时拔出,如置管周围出现红肿,血管形成静脉炎,或患者出现发热症状时,要考虑置管感染因素,及时拔出。

8. 拔管时严格消毒,置管拔出后需按压10分钟以上,出血倾向患者按压时间需延长,防止形成血肿,每日换药观察拔管后皮肤创面愈合情况,如有红肿需按时消毒换药。

(二)股静脉穿刺置管术

【适应证】

因头颈或心胸大型术后不宜行锁骨下或颈内静脉穿刺置管术,其余同锁骨下静脉穿刺置管术。

【禁忌证】

1. 出血性疾病,如白血病等。

2. 下肢静脉血栓者。

3. 穿刺部位股癣或局部皮肤感染者(大面积烧伤患者抢救时可不考虑感染因素,以抢救生命为先)。

【操作】

1. 用品及准备　同锁骨下穿刺置管术。

2. 方法及内容

(1)患者取仰卧位,下肢伸直,外旋外展,与身体长轴呈45°角。

(2)会阴部备皮后,消毒,铺无菌洞巾。

(3)冲洗检查中心静脉导管、套管针是否完好,戴手套,局部皮肤消毒,铺无菌洞巾,在腹股沟韧带中点下2~3cm股动脉搏动最明显处内侧0.5cm处用利多卡因局部麻醉。

(4)在穿刺点处将穿刺针与皮肤呈30°~40°角边进针边回抽,始终使穿刺针筒内保持一定负压,见到静脉回血提示穿刺成功。

(5)其余步骤同锁骨下穿刺置管术。

【并发症】

1. 导管阻塞常由封管方法不对、停止输液时间过长、液体输入速度过慢、采血时速度过慢等引起。

2. 导管曲折、脱出常由固定不牢或意识不清躁动的患者肆意撕扯引起。

3. 感染常由导管留置时间过长,未能正确无菌封管等引起,会引起发热,拔出导管后送检导管尖端细菌培养可明确。

【注意事项】

1. 股静脉穿刺前需熟练掌握局部解剖结构,进针方向要正确。

2. 躁动不安而无法约束者,需应用约束具防止撕扯下导管。

3. 输液时注意输液瓶绝对不应输空;更换导管时应防止空气吸入而发生气栓。

4. 为了防止血液在导管内凝聚,用肝素盐水或0.4%的枸橼酸钠溶液冲注导管后封管。

5. 会阴部保持清洁,导管外敷料一般每日更换 1 次,局部皮肤可用酒精棉球消毒。

6. 输液、封管、消毒换贴膜时要严格无菌操作,出现不明原因发热时应考虑是否为导管留置时间过长造成感染所致。

(三)颈内静脉穿刺置管术

【适应证】

因会阴部或心胸大型术后不宜行锁骨下或股静脉穿刺置管术,其余同锁骨下静脉穿刺置管术。

【禁忌证】

1. 出血性疾病,如白血病等。
2. 气管切开患者。
3. 穿刺部位局部皮肤感染者(大面积烧伤患者抢救时可不考虑感染因素,以抢救生命为先)。

【操作流程】

1. 用品及准备　同锁骨下穿刺置管术。

2. 穿刺步骤

(1)协助患者取仰卧、头低、肩高位(头后仰,肩下垫枕头等),头转向操作者对侧(一般取右侧穿刺)。

(2)确定胸锁乳突肌锁骨头、胸骨头、锁骨上缘所形成的三角区,该区顶点即为穿刺点,或取锁骨上 3cm 与正中线旁 3cm 的交叉点为穿刺点,并以甲紫标记。

(3)冲洗检查中心静脉导管、套管针是否完好,戴手套,局部皮肤消毒,铺无菌洞巾,于标记点用利多卡因局部麻醉。

(4)其余步骤同股静脉穿刺置管术。

【并发症】

基本同股静脉穿刺置管术。

【注意事项】

1. 左侧肺尖与胸膜顶较右侧高,胸导管多位于左颈部第7颈椎高度,部分患者胸导管颈部可能会经过颈内静脉前方,因此一般不选择左侧穿刺,否则易造成胸导管损伤。

2. 颈部血管丰富,防止误穿入动脉。

3. 其余同锁骨下静脉穿刺置管术。

(四) PICC 置管术

外周静脉置入中央静脉导管(peripheries inserted central catheter,PICC)是由外周静脉穿刺插管,其导管尖端定位于上腔静脉。临床中常用于需静脉营养或长期静脉用药的患者,可减少反复静脉穿刺带来的痛苦,保护患者外周血管。

【操作流程】

1. 物品准备 PICC 导管、生理盐水、输液接头、无菌手套、输液贴、注射器、大静脉置管包、肝素钠注射液、止血带等。

2. 置管步骤

(1)摆体位,术肢与躯体呈90°角。

(2)在穿刺肢体下方垫防水垫巾、一次性垫巾,放置止血带。

(3)选择穿刺部位,静脉选择一般为贵要静脉、正中静脉、头静脉。

（4）测量导管植入长度，从预穿刺点，沿静脉走向，至右胸锁关节，然后向下至第 3 肋间，将实测值减去 2～5cm。

（5）穿刺置管。消毒后，穿刺以 15°～30°角进行静脉穿刺。见回血后，放平穿刺针继续推进 1～2mm，送插管鞘，鞘内可见回血；固定好插管鞘，将导管自插管鞘内缓慢、匀速送入，同时嘱患者向穿刺侧转头并将下颌贴肩以防止导管误入颈静脉。送管至预定长度后，在鞘的末端处压迫止血并固定导管，然后撤出并撕裂插管鞘，撤出导丝抽回血及冲管并固定导管。

（6）X 光片检查，确认导管尖端位于上腔静脉。

【注意事项】

1. 严格遵循无菌技术操作规程。

2. 测量长度要准确，因导管进入右心房可引起心律失常。

3. 如遇送管困难，表明静脉有阻塞或导管位置有误，不可强行送管。

4. 应轻柔抽去导丝，以免破坏导管及导丝的完整。

5. 禁用小于 10ml 的注射器，以免损坏导管。

6. 禁止在导管上贴胶布（贝朗导管除外），此举将威胁导管强度和导管完整性。

7. 导管露出体外部分应全部固定于透明敷料下。

（赵 帆 冯 光 赵景峰 张新健 李 涛）

四、气管插管术

气管插管是将一特制的气管内导管经声门置入气管的方法,为呼吸道通畅、通气供氧、呼吸道吸引等提供最佳的条件,是呼吸功能障碍的患者抢救中的重要措施。

【适应证】

1. 患者自主呼吸突然停止。
2. 不能满足机体的通气和氧气供应需要而需机械通气的患者。
3. 不能自主清除上呼吸道分泌物、胃内容物反流或出血随时有误吸者。
4. 存在上呼吸道损伤、狭窄、阻塞等影响正常通气的患者。
5. 中枢性或周围性呼吸衰竭的患者。

【插管方法】

1. 准备插管用具 气管导管、喉镜、喷雾器、牙垫、吸引器、衔接管、麻醉机、固定胶布和听诊器等。

2. 麻醉

(1)静脉诱导插管法:常用药有2.5%硫喷妥钠、羟乙酸钠、安定及芬氟合剂等,可以配合肌松药如琥珀胆碱做快速插管或加表面麻醉插管。

(2)清醒插管:患者清醒或给予适量镇静及催眠药的状态下,施行完善的表面麻醉,然后插管。适用于呼吸道不完全性梗阻、饱胃、张口障碍等特殊情况的患者。

3. 摆放体位 患者取仰卧位,用抬颏推额法,以寰枕关节为转折点使头部尽量后仰,以便使口、咽、喉在一条直线上。

4. 加压去氮给氧 使用简易呼吸器面罩加压给氧,交予助手给患者吸100%纯氧2~3分钟,使血氧饱和度保持在95%以上,插管时暂停通气。

5. 插管步骤

(1)打开喉镜,操作者用右手拇、食指拨开患者上下齿及口唇,左手紧握喉镜柄,把镜片送入患者口腔的右侧并向左推开舌体,以避免舌体阻挡视线,切勿把口唇压在镜片与牙齿之间,以免造成损伤。然后,缓慢地把镜片沿中线向前推进,暴露患者的口、悬雍垂、咽和会厌,镜片可在会厌和舌根之间,挑起会厌,暴露声门。

(2)操作者用右手从患者右口角将气管导管沿着镜片插入口腔,并对准声门送入气管内,请助手帮助将导丝拔除,继续将导管向前送入一定深度,插管时导管尖端距门齿距离通常在21~23cm。注意气管导管不可送入过深,以防止进入单侧主支气管造成单侧通气。操作过程中如声门暴露不满意,可请助手从颈部向后轻压喉结,或向某一侧轻推,以取得最佳视野。

(3)将导管经声门裂插入气管内,气管插管按导管插入气管内的长度,成人一般以见不到套囊后再往前推进1~2cm即可(约5cm长);小儿插入长度以2~3cm为准。自牙槽嵴计算起,在女性导管插入长度为20~22cm,在男性导管插入长度为22~24cm;如系经鼻腔插管,需分别增加2~3cm。

(4)给导管气囊充气(5~10ml)后,立即请助手用简易呼吸器通气,在通气时观察双侧胸廓有无对称起伏,并用听诊器听诊胃区、双肺底、双肺尖,以双肺呼吸音对称与否判断气管导管的位置正确无误。

(5)放置牙垫后将喉镜取出,用胶布以"八字法"将牙垫与气管导管固定于面颊。

【注意事项】

1. 插管前检查气管插管气囊有无漏气。

2. 检查口腔有无异物或活动性义齿、有无舌后坠,清理口腔分泌物。

3. 插管操作中必须动作轻柔,选择导管的大小以能容易通过声门裂为好,太粗或暴力插入时易致喉、气管损伤,太细则不利于呼吸交换。

4. 导管尖端通过声门后再深入 5~6cm,使套囊全部越过声门,不要误入一侧支气管或食道。

5. 套囊充气恰好封闭导管与气管壁间隙为度,勿盲目注射大量空气而造成气管壁缺血坏死。

6. 放置好手术体位后应试行气管内吸引,并检查导管是否通畅。

7. 不能以牙为支点上撬,以免损伤牙齿。

(赵 帆 赵景峰 冯 光)

五、气管切开术

气管切开术系切开颈段气管,放入金属气管套管。气管切开术是以解除喉源性呼吸困难、呼吸功能失常或下呼吸道分泌物潴留所致呼吸困难的一种常见手术。

临床医师均应掌握这一抢救技能。

【适应证】

1. 喉阻塞 由喉部炎症、肿瘤、外伤、异物等引起的严重喉阻塞。

2. 下呼吸道分泌物潴留 由各种原因引起的下呼吸道分泌物潴留,为了吸痰,保持气道通畅,可考虑气管切开。

3. 预防性气管切开 对于某些口腔、鼻咽、颌面、咽、喉部大手术,为了进行全麻,防止血液流入下呼吸道,保持术后呼吸道通畅,可施行气管切开。

4. 取气管异物 经内窥镜下钳取未成功,估计再取有窒息危险,或无施行气管镜检查设备和技术者,可经气管切开途径取出异物。

【手术方法】

1. 术前准备 术前应做好充分准备,除准备手术器械外,应备好氧气、吸引器。

2. 体位 一般取仰卧位,肩下放一垫枕,头后仰,使气管接近皮肤,暴露明显,以利于手术;助手坐于头侧,以固定头部,保持正中位。常规消毒,铺无菌巾。

3. 麻醉 采用局麻。沿颈前正中上自甲状软骨下缘下至胸骨上窝,以利多卡因浸润麻醉,对于昏迷、危重或窒息患者,若患者已无知觉也可不予麻醉。

4. 切口 多采用直切口,自甲状软骨下缘至接近胸骨上窝处,沿颈前正中线切开皮肤和皮下组织。

5. 分离气管前组织 用血管钳沿中线分离胸骨舌骨肌及胸骨甲状肌,暴露甲状腺峡部,若峡部过宽,可在其下缘稍加分离,用小钩将峡部向上牵引,必要时也可将峡部夹持切断缝扎,以便暴露气管。分离过程中,两个拉钩用力应均匀,使手术视野始终保持在中线,并经常以手指探查环状软骨及气管,判断其是否保持在正中位置。

6. 切开气管 确定气管后,一般于第 2~4 气管环处,用尖刀片自下向上挑开 2 个气管环(切开 4~5 环者为低位气管切开术),刀尖勿插入过深,以免刺伤气管后壁和食管前壁而引起气管食管瘘。可在气管前壁上切除部分软骨环,以防切口过小而致放管时将气管壁压进气管内造成气管狭窄。

7. 插入气管套管 以弯钳或气管切口扩张器撑开气管切口,插入大小适合、带有管芯的气管套管,插入外管后,立即取出管芯,放入内管,吸净分泌物,并检查有无出血。

8. 创口处理 气管套管上的带子系于颈部,打成死结以牢固固定。切口一般不予缝合,以免引起皮下气肿,最后用一块开口纱布垫于伤口与套管之间。

【术中并发症】

1. 出血 术中大出血很少见,除非罕见的高位无名动脉受到损伤。前颈静脉或甲状腺峡部引起的少量出血可以简单缝扎或用电凝控制。

2. 心跳呼吸停止 心跳、呼吸停止是致命性并发症,原因可能是迷走神经反射,要严密监测各项指标,术后应当立即给予机械通气。

3. 气胸和纵隔气肿 可由于胸膜的直接损伤,空气经过软组织界面进入胸腔或纵隔,或肺大疱破裂造成。

【术后并发症】

1. 皮下气肿 是术后最常见的并发症,与气管前软组织分离过多、气管切口外短内长或皮肤切口缝合过紧有关,大多数于数日后可自行吸收,不需做特殊处理。

2. 气胸及纵隔气肿 在暴露气管时,向下分离过多、过深,损伤胸膜后,可引起气胸。严重者可行闭式引流术。

3. 出血 术中伤口少量出血,可经压迫止血或填入明胶海绵压迫止血,若出血较多,可能有血管损伤,应检查伤口,结扎出血点。

4. 拔管困难 手术时,若损伤环状软骨,术后可引起声门下狭窄。气管切口太小,置入气管套管时将管壁压入气管;术后感染,肉芽组织增生,均可造成气管狭窄,造成拔管困难。

5. 切口感染 气管切开是一个相对污染的清洁切口,很快院内菌株就会在伤口上生长,一般只需局部抗感染治疗。

(赵景峰 冯 光)

六、富血小板血浆(PRP)的制备和应用

(一)富血小板血浆(PRP)的制备

【禁忌证】

血液性疾病,如血小板功能障碍、严重贫血、血源性

感染、凝血酶过敏。

【制备方法】

术前检查明确血常规、生化各项指标,排除禁忌证。

PRP制备方法主要分二次离心法和自体单采法两大类(表10):

表10 二次离心法和自体单采法比较

项 目	二次离心法	自体单采法
设备	离心机	全自动血液采集装置
管路	ACD-A抗凝剂的针筒	血液成分分离机配套管路
适用范围	注射治疗、填充	覆盖创面、填充窦道或缺损
制备量	约5ml	约150ml
浓度	4倍	4~60倍
纯度	残存白细胞、红细胞	单纯血小板
适用次数	1次	1~5次
血小板数量	不明确	明确
无菌程度	易污染	全程密闭无菌
技术要求	高	低
费用	套装约7000元	约2000元(医保)

1. 使用二次离心法——离心机制备 用装有ACD-A抗凝剂的针筒,以18G针头取血,摇匀(具体取血量及抗凝剂量根据手术需要)。

(1)Petrungaro法:第一次以1 500g力离心6分钟,全血分为三层,吸取全部上清液至交界面下3mm,移至另一离心管,以1000g力离心6分钟,液体分为两层,下层为PRP。

(2)Landesberg法:操作过程同Petrungaro法,分两次离心,第一次以200g力离心10分钟,第二次以200g力离心10分钟。

(3)Aghaloo法:分两次离心,第一次以215g力离心10分钟,第二次以863g力离心10分钟。

使用二次离心法制备的PRP适用于骨科、整形科等注射使用;因制备量少,适于修复面积较小的创面。

2. 使用自体单采技术——血液采集装置制备

单采技术个体要求:年龄大于18岁,血管条件好利于置管,血红蛋白大于110g/L,血小板大于$100×10^9$/L,钙离子。

(1)使用Trima Accel全自动血液采集装置及血液成分分离机配套管路采集血小板,持续60~80分钟,过滤血量2300~2600ml,平均输入速度33~37ml/min,采集血小板220~250ml(血小板计数140~180$×1000/\mu l$)。

(2)将采集好的血小板根据手术用量分为1~5份,1份术中使用,其余血小板则采用特殊血小板冷冻技术保存,备后期手术及换药使用。

(3)将准备术中使用的1份血小板使用血细胞离心分离机在4℃恒温下进行离心(2500rpm/min)15分钟,吸取出上层清凉血清,剩余底层PRP10~15ml。

使用自体单采技术制备PRP因浓度高、提取量大,适用于修复面积较大、使用次数较多的创面。

【注意事项】

1. 二次离心技术制备 PRP,具体离心时间和离心力仍存在争议。

2. Petrungaro 法、Landesberg 法和 Aghaloo 法均为两次离心,Petrungaro 法血小板回收率低于 Landesberg 法和 Aghaloo 法。

3. 离心时间主要由病情和手术需要来决定。理想的离心时间应该是,在一定离心力下,能使最多的血小板沉淀在红细胞层的上面,这样在二次离心后就能得到体积最小、血小板浓度最高的 PRP。最佳离心时间需综合多种因素考虑,这有待进一步的研究。

4. 使用血液采集装置制取 PRP,属血细胞单采技术,虽可提取大量浓度高的 PRP,但该技术对设备及血小板冷冻技术要求较高

5. 初次提取后,添加保存液,后置于 -80℃ 冷冻保存;使用前应先室温复温 5 分钟,后使用复温水浴箱中自然融化。

6. 使用自体单采法制备 PRP,需术前提前约 3 小时制备。

(二)富血小板血浆(PRP)在慢性创面修复中的应用

【适应证】

PRP 可以改善创面微环境,促进组织愈合,填塞窦道、缺损,创面覆盖,减少术中出血和术后伤口渗出等。适用于糖尿病足病溃疡、压力性损伤、外科术后难愈性

切口等多种慢性难愈性创面。

【使用方法】

PRP在临床上根据需要可以液态用于注射,主要为二次离心法制备PRP,如注射治疗网球肘、注射治疗韧带拉伤。

对于慢性难愈性创面修复,主要经凝血酶激活后形成凝胶状,用于覆盖创面、填塞窦道等。

使用步骤如下。

1. 创面清创。

2. 将提取制备好的PRP置于注射器中。

3. 制备激活剂。将配置好的500U凝血酶冻干粉+10%葡萄糖酸钙注射液1ml置于注射器中。

4. 将PRP与激活剂同时均匀喷洒于创面或窦道内,静置直至成为凝胶;或将PRP与激活剂注入容器中,静置直至成为凝胶,将凝胶覆盖于创面。

5. 覆盖凝胶的创面外可使用无菌辅料包扎或覆盖无菌辅料(纳米银敷料、异种皮)后使用负压吸引装置。

【应用技巧】

1. 手术清创后应彻底冲洗创面,保证创面清洁,避免感染。

2. 如为窦道创面,则应尽量将窦道内肉芽、坏死组织、分泌物清除干净。

3. 如为平整创面,基地无明显腔隙、窦道,则可将PRP与凝血酶、钙剂注入容器内,形成凝胶后,再将其覆盖于创面。

4. 如创面存在窦道及腔隙,则应将PRP与凝血酶、钙剂同时注入窦道及腔隙内,使其在窦道内形成凝胶。

5. 如清创彻底,使用 PRP 凝胶填塞窦道后可直接缝合封闭创面。

6. 若直接封闭创面,应制作半管引流条,放置于低处,外用负压封闭;更换负压时可挤压伤口周围组织以确认无积液,若仍有积液,则应更换引流条。

7. 需多次使用 PRP 的创面,可于第一次术后 5 日更换敷料时消毒后再次使用 PRP,外用敷料包扎或使用持续封闭式负压吸引治疗。

(冯　光　郝岱峰　赵景峰)

七、持续封闭式负压引流技术

持续封闭式负压引流技术(VSD)的原理是聚氨酯或聚乙烯醇泡沫填塞、覆盖创面,再用全密封的生物半透膜材料覆盖封闭整个创面和腔隙,并在真空泵的作用下给予持续的负压吸引,使整个与封闭式负压材料相接触的创面处于一个全封闭负压引流状态,使伤后感染坏死形成的创面得以全方位引流,由此促进创面愈合的一种治疗方法。

【特点】

持续封闭式负压引流技术的优势及功能很多。

1. 全方位引流,及时排除创面、体腔或组织中的脓性积液、坏死组织、异常积聚的血液等有害物质,消灭死腔,改变感染部位的生物环境,减轻机体的炎性反应,抑制局部细菌繁殖,防止感染扩散,促进炎症消退。

2. 减轻局部组织的张力,促进缝合伤口的愈合。

3. 具有局部组织变形的能力,缩小创面。

4. 可控负压,促进血流量增加和蛋白合成,促进肉芽生长,加快创面愈合。

5. 生物半透膜封闭,减少创面与外环境接触的感染机会。

6. 减轻病患痛苦,降低医护人员工作量。

【适应证】

1. 组织挫裂伤及软组织缺损。

2. 引流血肿或积液。

3. 骨筋膜室综合征。

4. 开放性骨折或合并感染者。

5. 关节腔感染需切开引流者。

6. 急、慢性骨髓炎需开窗引流者。

7. 体表脓肿和化脓性感染。

8. 术后切口感染。

9. 植皮术后封闭植皮区、固定皮片。

10. 张力切口缝合后。

11. 术后关节部位固定。

【禁忌证】

1. 癌性溃疡。

2. 有出血倾向的深部组织。

3. 有活动性出血的创面。

【慎用】

1. 凝血功能障碍。

2. 重要脏器、血管及神经暴露。

3. 非肠源或未经探查的瘘管或窦道。

【临床操作】

负压封闭引流的操作可以分成以下三个步骤。

1. 放置负压封闭引流敷料

(1)清创：尽量清除创面的坏死失活组织、异常分泌物和异物等，开放所有腔隙，确保软组织和骨组织的血供，清洗创面及创周皮肤。

(2)准备负压封闭引流敷料：按创面大小和形状设计修剪负压封闭引流敷料，敷料宜超过创面边缘 2cm 以上。遇大面积使用负压封闭引流敷料时可拼接合并使用。引流管出管的方向以方便引流管密封为原则。

(3)填充覆盖：把设计好的负压封闭引流敷料填充覆盖于空腔、窦道或创面，必要时可加以缝合固定，使敷料完全覆盖创面。

2. 封闭 用酒精纱布再次消毒创面周围皮肤并去除油脂，用具有生物透性粘贴薄膜封闭敷料，薄膜覆盖范围应超过敷料边缘 2cm 以上。薄膜对贴成系膜状，能够有效地防止引流管自薄膜处的松动和漏气。

3. 接负压 根据需要用三通管将所有引流管合并为一个出口，引流管接负压装置，根据需要将负压调节在 $-120\sim-80$mmHg 的压力，负压有效的标志是连接负压后敷料明显收缩，显露管型或出现瘪陷，薄膜下无液体积聚。

【注意事项】

1. 应用前尽可能彻底清除创面坏死组织或异物。

2. 严格无菌操作。

3. 严密封闭创面。

4. 创面一旦清洁,应及时进行二期缝合、游离植皮或皮瓣移植修复创面。

5. 对感染创面,应配合抗生素抗感染治疗。

6. 负压引流可能导致活动性出血加剧,因此清创时止血要彻底,避开血管,要观察出血情况,必要时对症处理。

7. 应注意发生厌氧菌感染的可能性。

8. 保持创面持续有效的负压引流是治疗成功的关键,要确保有效负压的存在、各管道通畅、紧密连接,并妥善固定引流管。

9. 引流不畅可用0.9%生理盐水冲洗管道,必要时予以更换负压敷料。

10. 注意观察引流液的量、颜色及性质的变化。

11. 引流瓶每日常规更换,防止引流液积聚发生逆流。

12. 为减少疼痛,适当降低负压压力,或间断负压吸引,必要时给予一定量的镇痛药行镇痛治疗。

13. 负压封闭引流敷料下可埋置多孔管行庆大霉素盐水、复合溶葡萄球菌酶消毒剂等冲洗治疗或外用促进愈合药物如重组人表皮生长因子、外用重组人成纤维细胞生长因子等加快组织生长或愈合。

14. 对合并有血供障碍疾病的患者尤其是糖尿病足患者,需慎重使用,进行肢体远端负压封闭引流时,建议使用低负压引流,压力使用不当可能导致肢端血供障碍。

15. 现临床常见的负压有两种,分别为吸管式和吸盘式,吸管式负压尤其适用于填塞空腔及窦道,吸盘式负压尤其适用于低负压引流。

16. 行负压封闭引流时,可于创面内敷网眼状油性敷料,减少肉芽组织向负压泡沫内生长,既能防止负压与创面粘连,又能减轻患者换药时的疼痛。

(李善友 郝岱峰)

八、植皮术

由身体某一部位取皮片移植于另一部位,称为皮片移植术。供皮的部位称为供皮区,受皮的部位称为植皮区。

【分类】

按照皮片厚度一般将其分为刃厚皮片、中厚皮片、全厚皮片和含真皮下血管网皮片。

1. 刃厚皮片(也称表层皮片) 平均厚度 0.3mm 左右,包含表皮及少量真皮乳头层。优点是成活力强,能较长时间地依靠血浆渗透维持生存,故在血供不良的创面或有轻度感染的肉芽创面上均易成活。同时,刃厚皮片切取容易,供皮区不受限制,且在同一供皮区可以反复切取,供皮区愈合迅速,不遗留瘢痕,尤以头皮最为理想。但其缺点是质地脆弱,缺乏弹性,不耐磨压。后期皱缩,色泽深暗,外形不佳。头皮是切取刃厚皮片的首选。

2. 中厚皮片 平均厚度 0.3～0.6mm，依据包含真皮多少不同，又分为薄、厚两种，前者包含真皮 1/3 厚度，后者约包含真皮厚度的 3/4。中厚皮片的厚度界于全厚和刃厚皮片之间，兼有两者的优点，易于成活，功能较好，应用范围广泛，为最常使用的皮片。但在供皮区常有瘢痕遗留。

3. 全厚皮片 包含表皮和真皮全层，不包括皮下组织。其优点为成活后收缩少，色泽好，坚固柔韧，能耐磨压和负重。但全厚皮片仅能在新鲜创面成活，且手术操作复杂，要求较高，供皮区又不能自行愈合，倘若不能直接缝合时，尚需另取非全厚皮片覆盖供皮区，因此在使用面积上常受限制。

4. 真皮下血管网皮片 除包含表皮和真皮外，还包括真皮下血管网及少许皮下脂肪组织，简称血管网皮片。其植皮条件和技术要求更高，且成活率不稳定，有时发生水疱、花斑甚至表浅坏死而影响效果，因此临床应用时需慎重。

【适应证】

1. 修复体表软组织的浅层缺损。
2. 填补与身体表面相通的腔穴管道内壁黏膜缺损。
3. 用于瘢痕切除后覆盖创面，以改善外观及功能。

【取皮的选择】

1. 选择皮面宽阔、平坦的区域，如大腿、腹壁、背部及胸壁等，可以大量取皮，也容易切取。
2. 供皮区应不影响日后局部的功能，如关节部位禁忌取厚皮片。

3. 供皮区应选在不易受污染的部位,如幼儿不宜自臀部取皮。

4. 供皮区的选择,应根据植皮区的特点选择色泽、质地相近的皮片。

5. 供皮区应尽量选择在隐蔽的区域。

6. 根据植皮区的美观及功能要求选择取皮厚度。

7. 对于难愈性创面,在兼顾以上原则情况下,尽量选择刃厚皮片进行植皮治疗。

【术前准备】

1. 全身准备　改善全身情况,如患者有贫血、血浆白蛋白过低、休克等情况,须先行治疗,待患者病情改善后行手术治疗

2. 供皮区准备　应于手术前1日备皮,并保持清洁

3. 植皮区准备　无菌或新鲜创面只需将病变组织切除干净、止血彻底。适合皮片生长的健康肉芽创面需做到:颜色鲜红、质地致密、水肿轻、易出血、无过度增生、分泌物少、创周无急性炎症。

【麻醉选择】

一般植皮面积大者多用全麻;面积较小者可用局麻、硬膜外或椎管内麻醉,其他神经阻滞麻醉。

【取皮】

1. 体位　患者的体位按供皮区和植皮区的部位而定,以便于无菌操作为原则。

2. 切取皮片　一般成人刃厚皮片在 0.2～0.25mm,薄的中厚皮片在 0.3～0.45mm,厚的中厚皮

片在 0.55~0.65mm。

(1)刃厚及中厚皮片的切取:可使用多种手术器械进行。

①使用辊轴刀进行取皮。辊轴刀由刀架和刀片两部分组成。供皮区要保持平坦而紧张。手术者和助手分别用手压住供皮区的上下端,绷紧供皮区皮肤。刀刃一般与皮面呈 20°~30°倾斜切入皮肤,做拉锯样往返动作向前推进,达到预定的取皮面积。动作宜均匀、平稳、迅速。切取的皮片不整齐、厚薄难以一致、边缘薄中间厚为其特点。

②鼓式取皮机取皮。用专供取皮用的两面胶膜,将胶膜粘在鼓面上后将刀片固定于刀架上。取皮厚度可通过旋转刻度盘来调整。取皮时左手持取皮机柄,右手拇指、示指与中指持手柄,将鼓面的开端放在供皮区一端,使鼓面与皮肤粘紧。然后把刀刃接近粘合处,右手做拉锯动作切取皮片,切取达到预定长度后,将刻度转到最大限度,使刀刃远离鼓面,将鼓面拉离皮肤,以剪刀剪下皮片备用。

③电动取皮刀取皮。电动取皮机以电为动力,由动力部分、传动系统、手柄、刀架、厚度刻度盘、调节螺丝、刀片等部分组成。可使用不同宽度的刀架选择取皮的宽度。取皮时安装刀片后,调节刻度并连接电源,手持取皮机施压于供皮区,向前推进至预定切取皮片的长度后切断皮片。

(2)全厚皮片的切取:切取前,应按植皮区创面的大小、形状,用纱布或薄塑料膜剪制成受皮创面的样形或使用亚甲基蓝标记,然后依样切取。若切除全厚皮片后需缝合,切入深度根据切除全厚皮片后有利于供皮区缝合为宜,必要时可深入脂肪层,将皮肤全层连同皮下脂肪组织一同取下,然后修剪去除脂肪组织。若取皮面积大,需另取皮片覆盖于全厚皮片供皮区,则以不进入皮下脂肪为度。

(3)真皮下血管网皮片的切取:按全厚皮片切取的方法,切取与植皮区创面大小、形状一致的皮肤和皮下组织块,在手术放大镜下细心修剪去除皮下脂肪组织,为保护真皮下血管网不受破坏,应保留约1mm的皮下脂肪层。

【皮片的制备及植皮方式的选择】

1. 大张皮片移植 此种植皮方法能改善外观和功能,但创面需具有良好的受皮条件,即感染程度轻、无残留坏死组织、充分止血。适用于疤痕、清洁大片组织缺损创面、颜面部及功能部位植皮。

2. 网状皮片移植 将切取的大张中厚皮片使用网状切皮机或手术刀切出网孔,拉开皮片即成网状,扩展比例一般不要超过1:3。此种植皮方法具有增加皮片面积、节约皮源、引流通畅、减少皮片下积血的优点;缺点是网眼过大,间隙创面裸露过多,愈合时间延长,愈合后斑块状瘢痕影响美观。适用于深度烧伤切削痂创面、肉芽创面、轻度感染的大面积创面。

3. 邮票皮片移植 也称小皮片移植,可节约自体皮片的使用量。将切取的皮片修剪为所需使用大小的小块皮片后使用。皮片越小,间距越大,扩展面积越大。

但间距过大,可能会超过皮片边缘表皮细胞迁移的能力。愈合后往往遗留斑块瘢痕,外观不满意,关节部位易挛缩、影响功能。适用于感染肉芽创面。

4. 微粒皮移植 详见"微粒皮移植"章节。

【皮片的固定】

取皮后需将切取的皮片植于已做好术前准备的创面上固定包扎。固定方法分为缝合固定和非缝合固定两种。

1. 缝合固定法 先将皮片略加剪裁,使之适合植皮区创面形状,将其贴紧。缝合时皮片应有一定张力,不能过松,亦不可过紧。将皮片与创缘做间断缝合,缝合后如存在皮片下积血可使用盐水冲洗排净。皮片缝合固定于创基后,可使用持续封闭式负压封闭引流、打包加压或单纯加压包扎术区。

2. 非缝合固定法 邮票皮片移植、微粒皮移植多采用此方法,将皮片直接贴在创面上,邮票皮片间保持一定间距,便于分泌物的引流。皮片外层可使用网眼纱覆盖后用多层纱布适度加压固定,以免皮片移动,或行持续封闭式负压引流固定皮片。

【术中注意事项】

1. 止血要彻底,否则易致皮片下积血,使皮片与创面分离,影响成活。大张皮片可适当打孔以引流积血。

2. 瘢痕切除要彻底,如瘢痕切除不彻底则易渗血且血供差影响皮片的成活。

3. 皮片固定要可靠,否则皮片易滑动移位以至无营养来源而坏死。必要时可用夹板、石膏托或石膏绷带固定。

4. 包扎压力要适当,压力过小则皮片与基底部接触不紧,可影响皮片成活;压力过大,则血管向皮片生长受阻碍,也会造成皮片坏死。

【术后注意事项】

1. 常规抗生素和镇静镇痛药的应用,以及补充营养等,与一般手术相同。

2. 植皮区应抬高,保持回血通畅,防止水肿。

3. 为防止皮片下血肿形成,结合病情,可适当予以凝血药物预防。

4. 无菌创面植皮后,一般于8~10日首次更换敷料,观察皮片生长情况。成活者色红润;如有血肿、水疱等,应予以引流,再持续加压包扎至10~14日。

5. 感染肉芽创面邮票植皮,应于术后3~5日更换敷料。如脓液不多,可不更换接触创面的一层纱布,使皮片不致移动或脱落。如有脓液,应在泡湿底层纱布后仔细去除,重新更换。

6. 头部供皮区可于术后第1日拆除外层敷料,保留油纱行半暴露治疗,保持清洁干燥,一般于7~10日可愈合。切取中厚皮片者可根据供皮区清洁状况行每日或隔日换药治疗,也可行半暴露治疗,一般在2周后创面可愈合。

7. 自身免疫性疾病、糖尿病、感染、血供障碍、血液病、肿瘤、放射性等因素可影响植皮成活。术前应充分评估手术风险,并向患者及家属详细交代病情。

微粒皮移植术

【目的】

以较少自体皮来修复大面积皮肤缺损。

【适应证】

1. 大面积烧烫伤创面。
2. 去除大面积文身。
3. 大面积撕脱伤后残余创面。
4. 难愈性大面积压疮。
5. 皮肤色素脱失。

【方法步骤】

1. 清洁创面。清创(切削痂、刮除大片肉芽等)后,清洗创面等待植皮。

2. 取适量刃厚皮,首选头皮。

3. 以剪刀手工剪制微粒皮,1%皮片需要 2 人剪 30 分钟方能达到微粒皮标准($1mm^2$);使用微粒皮机制备微粒皮可大大提高剪皮效率。

4. 微粒皮移植。直接散布法和间接散布法,方法及特点见下方应用技巧。

5. 以异体皮或异种皮覆盖创面,尽量将创面完全覆盖以减少渗出和消耗,而后以厚层无菌敷料包扎固定。

【应用技巧】

1. 感染将大大影响微粒皮成活,清创过程中尽量清除坏死组织和感染灶。

2. 覆盖物选择以同种异体皮为首选,其次选择异种皮(猪皮)。

3. 微粒皮直接散布法适用于平面创面,如背部、胸部等,将皮浆直接散布于创面,再覆盖异体皮。

4. 间接散布法应用于四肢的弧形创面,需将微粒皮通过漂皮法散布于异体皮上,再将异体皮植于创面。

5. 微粒皮移植时可辅以表皮细胞生长因子和成纤维细胞生长因子以促进微粒皮成活。

(陈泽群　李善友　郝岱峰　李　涛)

九、皮瓣转移术

【适应证】

1. 深度软组织缺损创面,如压疮。

2. 肌腱、骨、关节、大血管、神经等深部组织裸露的急慢性创面。

3. 不稳定型贴骨瘢痕或瘢痕溃疡。

4. 洞穿性缺损,如面颊部洞穿性缺损。

5. 局部血供不良创面,如放射性溃疡。

【禁忌证或慎用】

1. 糖尿病足病创面。

2. 恶性体表肿瘤难以彻底切除的创面。

【围术期注意事项】

1. 术前全身准备　包括纠正营养不良,控制感染,清洁创面,体位训练等。

2. 移植部位准备　包括供瓣区皮肤健康评估,皮瓣设计与标示,血管走行超声定位标记等。

3. 技术和设备的准备　包括小血管吻合技术训练,手术显微镜及显微外科器械等。

4. 皮瓣覆盖与固定　推荐使用持续封闭式负压吸引装置,与周围组织相对固定牢靠,便于皮瓣下引流条或引流管的引流,有效降低缝合口张力,压力适中,有止血效果,利于皮瓣与创基的粘合。

5. 术后注意事项

(1) 术后除了注意患者全身情况外,需密切观察皮瓣血供情况并预防感染。

(2) 术后可常规给予补充血容量、保温、镇痛、抗凝、解痉等措施疏通微循环。

(3) 术后动脉危象可以采取保温、镇静、镇痛、补充血容量、扩张血管药物等措施,有条件时可行理疗或高压氧治疗;必要时应积极手术探查。

(4) 术后静脉危象可采取敷料加压包扎、抬高肢体或皮瓣远端、加强体位引流、由皮瓣远端向蒂端轻柔按摩等方法,还可拆除部分缝线,应用肝素、利多卡因生理盐水溶液浸湿创缘。紧急处理可剪开已结扎的皮瓣边缘的小静脉,使积血流出,待 3~5 日循环重新建立,静脉回流改善,皮瓣有可能成活。

6. 需断蒂皮瓣　断蒂前应进行皮瓣血供训练与评估。

【皮瓣的选择与设计】

1. 选择皮肤质地、颜色近似的部位为供瓣区。
2. 首选局部、邻近、安全简便的皮瓣。
3. 尽可能避免延迟和间接转移。

4. 皮瓣设计面积应较实际创面大 20% 左右。

5. 尽量选用血供丰富的轴型皮瓣或岛状皮瓣移植。

【常用皮瓣】

1. 随意皮瓣 属近位带蒂转移皮瓣,特点是没有知名的血管供血,故在设计皮瓣时,其长宽比例受到一定限制。在肢体与躯干部位,长宽之比以 1.5∶1 为最安全,最好不超过 2∶1;在面部,由于血供丰富,根据实际情况可放宽到 2～3∶1,在血供特别丰富的部位可达 4∶1。随意皮瓣按转移形式又可分为以下 3 种。

(1)移位皮瓣:又名"Z"字成形术。是由皮肤三个切口连接成"Z"字形而构成两个相对的三角形皮瓣彼此交换位置后缝合。两皮瓣的侧切口与中切口所形成的角度,一般以 60° 为常用,此时三个切口的长度应基本相等,在两个三角形组织瓣交叉转移换位后,可增加其中轴长度的 75%,从而达到修复缺损、松解挛缩、恢复功能的目的。多应用于跨越关节的狭长形伤口或条索状瘢痕挛缩;也可用于恢复错位的组织或器官的正常位置与功能;以及用于长切口的闭合以预防术后瘢痕挛缩。实际操作中可根据需要做多个附加切口,设计成连续的多"Z"形对偶三角瓣。

(2)推进皮瓣:又名滑行皮瓣,根据创面周围组织活动度,在缺损相邻部位设计皮瓣,深筋膜层分离后,利用组织的弹性,将其滑行推进覆盖缺损部位以整复创面。皮瓣设计应略大于缺损,蒂部两侧可做辅助三角形切除以消除"猫耳"畸形。推进皮瓣具有损伤小、操作简单、愈后外观和功能理想的特点,尤其适用于老年髋部压疮的修复。

临床常用的"V-Y"皮瓣成形术,也属于滑行皮瓣的一种。在皮肤上做"V"形切口,分离三角形皮瓣及两侧皮下组织,利用组织的收缩性,使三角形皮瓣后退,再将切口缝为"Y"形,可以使皮肤的长度增加,宽度缩小。反之,在皮肤上做"Y"形切口,分离三角形皮瓣及对直切口两侧行潜行分离,利用组织的弹性,将三角形皮瓣向前推进,把切口缝合成"V"形,则可使皮肤的长度缩短,宽度增加。尤其适用于手指指端皮肤缺损伴骨外露者。

(3)旋转皮瓣:选择缺损附近的皮肤组织形成各种形态的皮瓣,利用旋转的方法以整复缺损创面,供瓣区常可直接缝合。设计时应注意皮瓣的旋转点及旋转半径要足够长,否则仍然不能达到满意整复缺损的目的。矩形皮瓣也是旋转皮瓣的一种,常用于修复较小的深度组织缺损。

2. 轴型皮瓣 也称动脉皮瓣,特点是有一对知名血管供血与回流,因而只要在血管的长轴内设计皮瓣,一般不受长宽比例限制,常以岛状皮瓣或隧道皮瓣的形式转移。创面修复常用的如背阔肌肌皮瓣、腹直肌肌皮瓣、阔筋膜张肌肌皮瓣等。

(1)岛状皮瓣:特点是蒂长,经过皮下转移灵活。常用的如食指背动脉皮瓣修复拇指深度缺损、阔筋膜张肌肌皮瓣修复髋部深度压疮等。

(2)隧道皮瓣:隧道式皮瓣指皮瓣必须通过皮下或深部组织进行转移。与岛状皮瓣不同的是,除含有知名血管外,其蒂部的横径与皮瓣的横径相一致,仅仅是在通过隧道的部分蒂部被去除了表皮。隧道皮瓣实际上是岛状皮瓣与皮下皮瓣的结合与发展,这种皮瓣的最大优点是手术可一次完成,无须二期断蒂或修整,常用的如颞浅动脉岛状皮瓣修复眼周深度组织缺损。

3. 游离皮瓣 将远离创面部位的轴形皮瓣完全游离切取后,应用显微外科技术移植于缺损区,主要作为急性创伤和体表肿瘤术后缺损立即整复的主要手段。对于急性创伤导致的皮肤软组织缺损,移植游离皮瓣时要考虑创伤组织的损伤时间、程度及复杂性,如无把握,不要勉强施行此种手术。也不适用于糖尿病患者下肢组织缺损或放射性溃疡等周围组织欠佳的慢性深度创面修复。

(冯 光 郝岱峰 李善友)

十、胶原蛋白海绵人工真皮的应用

胶原蛋白海绵人工真皮是一种采用硅胶作为外膜、戊二醛交联处理的无末端胶原蛋白海绵作为内层的双层结构移植物,目前常用的是日本原产的皮能快愈敷料(PELNAC),如因价格昂贵或无购入途径,临床也可采用胶原蛋白海绵与脱细胞人工真皮两种伤口敷料自行组合应用的方式,临床应用性价比较高。

【修复机制】

内层的胶原蛋白海绵层是多孔的三维支架结构,孔径为 $70\sim110\mu m$,而毛细血管管径为 $10\mu m$,成纤维细胞大小约 $20\mu m$。有利于成纤维细胞和毛细血管向里面侵入生长,逐渐分解,并被置换成类似于真皮结构的组织,其外面的硅胶层可以阻止外来细菌的侵入,同时保护创面防止水分和营养物质的蒸发和丢失。

【特点】

用于修复深度创面的疗效良好,可作为皮瓣、肌皮瓣修复创面的替代疗法,简单易用,避免健康供区的外观和功能损伤,手术难度和风险低,术后护理和观察的难度也较低,愈合后外观形态和弹性较好,是一种较为安全、实用的全层皮肤缺损修复材料。

【适应证】

1. 暴露肌腱、血管、神经及骨骼等重要组织的急慢性皮肤软组织深度缺损。

2. 瘢痕癌、皮肤鳞癌等体表肿瘤切除后骨外露创面。

3. 深度烧伤创面。

4. 瘢痕挛缩松解术后难以植皮的继发创面。

5. 大范围疤痕切除整形,但无法提供足够量中厚供皮者,一期切除后覆盖,二期刃厚植皮。

6. 大范围黑色素痣,一期切除后覆盖,二期刃厚皮植皮。

【禁忌证】

1. 严重感染创面。

2. 创面基底坏死组织难以完全清除的创面。

【使用方法】

1. 彻底清创,去除坏死组织,止血彻底。

第三章 临床操作

2. 从无菌包装中取出后浸泡于温无菌生理盐水中5分钟。

3. 根据创面大小修剪人工真皮的形状。

4. 将人工真皮散在打孔,间距1cm,以利引流,避免血肿。

5. 创面喷洒成纤维细胞生长因子溶液。

6. 将人工真皮胶原蛋白海绵层贴附于创面,硅胶膜向外。

7. 将人工真皮与创面皮肤边缘缝合固定。

8. 外敷无菌干敷料包扎,也可应用持续性封闭式负压装置覆盖固定。

9. 术后5～7日首次换药,消毒后仅更换人工真皮外层敷料。

10. 术后2～3周(最长不超过1个月),观察外层硅胶膜下肉芽组织生长和深部组织覆盖情况,如硅胶膜已分离可去除。

11. 择期二次手术,在新生的类真皮组织或肉芽组织上柔和清创,进行刃厚皮或薄中厚皮片移植。

【应用技巧】

1. 手术清创后应彻底冲洗创面,保证创面清洁,避免术后感染。

2. 需止血彻底,术后血肿常导致人工真皮治疗失败。

3. 术中操作应避免揉搓、挤压人工真皮,以免胶原蛋白海绵层形态和微结构破坏。

4. 创面基底尽可能修剪平整,注意人工真皮与基底充分贴附。

5. 骨皮质外露创面,常需钻孔或去除部分骨皮质,以利于肉芽组织增生。

6. 持续性封闭式负压装置覆盖胶原蛋白海绵人工真皮的方式,压力稳定,引流通畅,预防感染效果好,并能有效刺激人工真皮层的肉芽组织增生,只需于术后按需更换负压装置即可,保持引流通畅,能降低术后感染风险、患者痛苦及换药工作量,但负压压力需控制在80mmHg以下。

7. 如因价格昂贵或无购入途径,临床也可采用胶原蛋白海绵与脱细胞人工真皮两种伤口敷料自行组合应用的方式,于创面清创后先以胶原蛋白海绵覆盖创面,再覆盖打孔的脱细胞真皮,最外层以负压装置封闭。此替代方案的好处是价格便宜,显著降低患者经济负担,临床效果与上述日本原产产品相差无几。

(郝岱峰　李善友)

十一、雾化吸入

雾化吸入疗法是利用气体射流原理,将水滴撞击成微小雾滴悬浮于气体中,形成气雾剂而输入呼吸道,进行呼吸道湿化或药物吸入的治疗方法,作为全身治疗的辅助和补充。

【优点】

雾化吸入疗法直接作用于病变部位,与口服法相比具有用药剂量小、见效快、副作用少和使用方便等优点。

其疗效显著,呼吸道局部药物浓度高,可避免或减少全身使用激素,患者只需被动配合,就能保证药物的发挥,已成为当今较为理想的一种给药途径。

【种类】

1. 定量吸入器 是利用手压制动定量喷射药物微粒的递送装置。携带方便,操作简单,助推剂是氟利昂。代表:万托林气雾剂,爱全乐气雾剂,必可酮气雾剂。

2. 干粉吸入器 由于可与吸气同步,吸入效果较好,且不含氟利昂。主要有旋转式、碟式和涡流式3种。指导患者采取正确的气雾吸入方式是很重要的。吸入气雾之后须屏气10秒。若屏气不足将降低雾化吸入的效果。代表:普米克令舒(布地奈德)、舒利迭。

3. 雾化器 包括各种超声波雾化器和喷射式雾化器。

(1)超声波雾化器:是应用超声波声能将药液变成细微的气雾,由呼吸道吸入,达到治疗目的,其特点是雾量大小可以调节,雾滴小而均匀(直径在 $5\sim10\mu m$),多沉积在鼻咽腔,且可能使药物结构发生破坏,在工作中产热而易使药液蒸发,造成药液浓缩,影响临床疗效,近年来在临床中的应用逐渐减少。

(2)喷射式雾化器:是利用压缩空气、高速氧气气流,使药液形成雾状,再由呼吸道吸入,并且氧气又可解决缺氧问题,达到治疗的目的。氧驱雾化吸入以 O_2 为气源,氧流量 $6\sim10L/min$,符合呼吸道感染性疾病的氧疗原则。氧气雾化吸入有雾化药液浓度高、颗粒小对生命体征干扰小、排痰效果好、不易发生刺激性呛咳反应、操作简便等优点,易于被患者接受且无任何副作用,故氧驱雾化器更适合呼吸道感染性疾病的患者。

【应用】

雾化吸入可用于以下情况。

1. 诱导痰检 患者清晨未用抗生素前,嘱其先漱口,于超声雾化器雾化杯中加入4%的NaCl溶液40ml,吸入高渗盐溶液15~25分钟,嘱患者漱口,用力咳出深部痰,取得需要的痰标本。

2. 用于纤维支气管镜检查的麻醉 先肌内注射安定和阿托品,再用2%利多卡因5~8ml超声雾化吸入15分钟,于插管前5分钟向鼻、咽部常规喷洒利多卡因2次。

3. 治疗肺源性心脏病右心衰竭 用硝普钠(SNP)雾化吸入辅助治疗肺心病右心衰竭,有助于早期迅速缓解症状,而对支气管炎的感染过程无影响。

4. 呋塞米雾化吸入用于COPD急性加重期 呋塞米20mg+生理盐水3ml氧气雾化,Bid。

5. 治疗咯血 凝血酶雾化吸入可随患者的吸气被吸到终末支气管及肺泡,使受损的毛细血管凝血而起到止血作用。

6. 哮喘用药 对轻度哮喘患者可单独使用短效的沙丁胺醇、特布他林雾化制剂;对中度哮喘患者可加强吸入激素类及色甘酸钠雾化制剂;对重度哮喘患者除给予大剂量激素吸入外,还可加用长效沙丁胺醇雾化制剂,如疗效仍不满意,可连续口服大剂量激素泼尼松3~7日,然后逐渐改为吸入性激素应用。近年来发现,呋塞米雾化吸入后具有降低气道高反应性、解除支气管痉挛的作用,因此被用来治疗支气管哮喘、COPD 急性加重期。

7. 治疗肺动脉高压 前列环素 2(PGI2)具有扩张血管和抑制血小板聚集的作用。静脉注射 PGI2 在降低肺动脉压的同时对体循环动脉压影响很大,且有很多副作用。但吸入 PGI2 具有明显选择扩张肺血管的作用而对体循环动脉压影响不大,成功地用于处理不同类型的肺动脉高压,如 ARDS、心肺转流术后或右心衰伴肺动脉高压等。

8. 治疗低钾血症 对于各种原因不能口服和静脉补钾受限的患者,超声雾化吸入补钾是值得推荐的有效途径。用法:将生理盐水 20ml+10%氯化钾 20ml 超声雾化吸入。

【常用药物】

1. 支气管扩张剂

(1)β_2 受体激动剂:沙丁胺醇、特布他林、福莫特罗、沙美特罗,其主要用于支气管哮喘及 COPD 有明显支气管痉挛的患者。

(2)抗胆碱能药物:常用药物为异丙托溴铵,其主要用于 COPD 急性发作及支气管哮喘急性发作时的治疗。

2. 糖皮质激素 吸入型糖皮质激素是长期治疗持续性哮喘的首选药物,目前可供吸入的激素有氟替卡松、布地奈德、二丙酸倍氯米松。

3. 复合制剂 常见的有舒利迭(沙美特罗替卡松粉吸入剂)和信必可(布地奈德福莫特罗粉吸入剂)。

4. 黏液溶解剂

(1) 盐酸氨溴索:可调节呼吸道上皮浆液与黏液的分泌;刺激肺泡Ⅱ型上皮细胞合成与分泌肺泡表面活性物质,维持肺泡的稳定;增加呼吸道上皮纤毛的摆动,使痰液易于咳出。其溶液浓度为 15mg/ml。成人每次 2~4ml,每日 2~3 次雾化吸入。

(2) α-糜蛋白酶:虽能降低痰液黏稠度,使痰液稀释易排出,但长期雾化吸入会导致气道上皮鳞状化生,并偶可致过敏反应,目前已很少应用。

5. 抗生素

(1) 喷他脒:用于治疗肺孢子虫肺炎。

(2) 利巴韦林:主要针对呼吸道合胞病毒的严重感染。

(3) 妥布霉素:被批准可用于慢性呼吸道铜绿假单胞菌感染的囊性纤维化患者,其目标是治疗或预防铜绿假单胞菌早期定植,维持目前肺功能状态及减少急性加重发作次数

(4) 抗真菌药物:研究证明,两性霉素 B 雾化吸入可预防及治疗移植患者气道真菌感染,具有局部浓度高、针对性强及全身副作用小等优点,但未得到美国国家食品药品监督局 FDA 批准作为雾化使用,仍以静脉及口服为主。

【注意事项】

1. 超声波雾化和喷射式雾化每次雾化吸入时间不应超过 20 分钟。

2. 预防呼吸道再感染。由于雾滴可带细菌入肺泡,

故有可能继发革兰阴性杆菌感染。细菌来源于口腔、上呼吸道、雾化液的感染。所以不但要加强口、鼻、咽的护理,还要注意雾化器、室内空气和各种医疗器械的消毒。

3. 有增加呼吸道阻力的可能。当雾化吸入完后,呼吸困难反而加重,除警惕肺水肿外,还可能由于气道分泌物液化膨胀阻塞加重之故,即治疗矛盾现象,雾化吸入后,再辅助肺叩打、吸痰等护理。

4. 如超声波雾化和喷射式雾化用液体过多,液体量应归入液体总入量内,特别是小儿,若盲目用量过大有引起肺水肿或水中毒的可能。

5. 给哮喘患者特别是婴幼儿面罩氧气雾化吸入,由于面罩的溢气孔太少,二氧化碳不能溢出,患者实际上在面罩中重复呼吸二氧化碳,其血中 $PaCO_2$ 迅速上升,呈急性呼吸性酸中毒,哮喘病情加剧,所以雾化吸入时间应不超过 10 分钟。

6. 吸入激素的主要副作用是口腔、咽喉的局部作用,如声音嘶哑、真菌感染等,用药后漱口可明显减少副作用。

7. 在氧气雾化吸入过程中,注意严禁接触烟火及易燃品。

(李 涛)

十二、清创水刀系统

清创水刀系统是通过水雾技术利用系统产生的高速水流通过一个操作窗口使医生能够精准地、选择性地

在伤口创面上去除坏死失活组织、细菌和污染物,同时将废物吸走的一套装置

【水雾技术】

将生理盐水通过工作系统,射出直径为 0.13mm 的超音速水流,该水流可在尽量保留活性组织的情况下精确移除创面坏死及感染组织。

【水刀系统组成】

主机控制台、多功能脚踏开关、电源线、一次性手柄、车架、无菌生理盐水袋、废物容器。

【档位设置】

1. 低档 缓慢清创,可最大化保留正常组织,适用于脆弱组织和较浅表的创面。

2. 中档 快速清创,适用于中等强度组织和较深层次的坏死组织清创。

3. 高档 较激进的清创,慎用,适用于结实或坚硬组织和纤维化的创面。

【水刀系统清创的优点】

1. 有效清除可能会延迟伤口闭合的细菌、生物膜和坏死组织,从而有效控制伤口感染。

2. 保留了更多活性组织,为植皮及伤口闭合保留有用组织。

3. 水刀手柄清创可使腔隙和窦道内的清创更加彻底、安全。

4. 最大程度清除化学烧伤的残留化学成分,防止进一步损伤。

5. 与锐性削痂相比,水刀系统能最大化保留真皮组织,大大缩短愈合时间,减轻疤痕,这对小儿烧伤特别重要。

6. 利用水刀清创术野清晰,操作更加精确。

(李 涛)

十三、脉冲式医用冲洗器

脉冲式医用冲洗器采用压缩脉动喷射技术,形成不同冲洗频率组合的脉冲水流对创伤面进行震荡冲洗,使伤口内的坏死组织、细菌和异物等迅速脱离,高效冲洗创面。

【优点】

1. 增强骨质渗透性。
2. 防止周围软组织损伤。
3. 降低交叉感染、术后粘连。
4. 防止脂肪栓塞。
5. 促进伤口愈合。
6. 冲洗效果可达一般冲洗的8倍。

【适用范围】

1. 骨科手术。
2. 创伤手术。
3. 皮肤软组织创面手术。

【结构组成】

喷管(淋浴状喷管、刷装喷管),枪体(含锁环、扳机),进液管,电源盒,吸引管。

【工作原理】

1. 枪体内的微型电机带动活塞往复运动,使活塞腔内容积发生变化。

2. 容积增大,药液被吸入;容积变小,药液被压出。

3. 通过喷管喷出的不同形状来冲洗伤口。

4. 冲洗同时可通过不同管路回吸冲洗过的液体。

5. 电源来自12V/6V电池,扣动上、下扳机调节电压,分别释放高速($\geqslant$1000mm,流量$\geqslant$12ml/s)、低速($\geqslant$500mm,流量$\geqslant$7ml/s)药液。

6. 喷出形状由操作者选用不同形状的喷管决定。

【使用方法及注意事项】

1. 使用前查看产品密封是否完好,如破损则禁用。

2. 首次使用,必须用高档启动。

3. 将电池盒挂于距地面1.5m高处,将进液管连接器插入到药液袋内。如药液袋挂于上部,与腔体落差不得大于0.8m;如放于台下,与枪体落差不得大于0.2m。

4. 将枪体锁环向上打开,将所需的喷管插到枪头上,向下压紧锁环,锁紧喷管。

5. 将喷头对准要冲洗的部位,按下扳机上部,可高速冲洗;按下扳机下部,可低速冲洗,将扳机置于中间位置,冲洗可停止。

6. 吸引管上有卡箍,可控制吸引液流量大小。

7. 产品为一次性使用品,严禁反复使用。

8. 禁止电池盒及枪体头部浸入水中。

(张新健)

十四、诱导膜技术

诱导膜技术又名 Masquelet 技术,是指骨缺损处在体内诱导形成自体膜结构,诱导膜呈筋膜样,1~2mm 厚,含有大量成纤维细胞、胶原纤维、毛细血管、多种生长因子等。该技术最先应用于大段骨缺损的修复,近两年开始在糖尿病足病溃疡等慢性难愈性创面修复中应用。

Masquelet 技术主要分为两个相对独立的阶段。

第一阶段:彻底清创后,按组织缺损容积,以聚甲基丙烯酸甲酯(PMMA)骨水泥填充、塑型。

第二阶段:第一次术后 6~8 周去除填充物保留自体诱导膜,根据具体情况选择修复方案。

【抗生素骨水泥】

骨水泥主要成分为聚甲基丙烯酸甲酯(PMMA),又名有机玻璃、亚克力。最早使用抗生素骨水泥用于预防关节置换术后感染,后用于急慢性骨髓炎、感染性骨缺损、无菌性骨不连、肿瘤切除后骨缺损等治疗。常规骨水泥包装通用计量 40g。

1. 骨水泥工作时项

(1)湿沙期:充分搅拌。

(2)拉丝期:塑型。

(3)面团期:产热,定型过程。

(4)硬化期:定型。

2. 抗生素加入方式 分为预防性和治疗性。

(1)预防性抗生素骨水泥:0.5~1g 万古霉素/40g。

（2）治疗性抗生素骨水泥：作为间隔物 3g 万古霉素/40g；作为感染控制后再植入 1~2g 万古霉素/40g。

3. 加入抗生素种类要求

(1)抗菌谱广,抗菌效能高。

(2)耐药菌少。

(3)低蛋白结合,低过敏性。

(4)粉剂可溶解。

(5)洗提曲线稳定。

(6)局部高浓度。

(7)聚合反应中稳定。

(8)对全身或局部无明显不良反应。

(9)根据细菌学选择抗生素(表11)。

表11 根据细菌学推荐骨水泥抗生素选择

细菌	抗生素
葡萄球菌、链球菌、丙酸杆菌	克林霉素+庆大霉素
耐药葡萄球菌	万古+氧氟沙星+庆大霉素
肠球菌	万古+氨苄西林+庆大霉素
大肠埃希菌	头孢噻肟+氧氟沙星+庆大霉素
铜绿假单胞菌	头孢哌酮+克林霉素+庆大霉素
分枝杆菌	阿米卡星+链霉素

【操作方法】

1. 一期

(1)创面彻底清创,彻底冲洗,建议使用脉冲医用冲洗器;止血。

(2)取出全部骨水泥粉置于混合碗内,注入配套全部溶剂,根据细菌培养结果选择抗生素及剂量,充分混合拌匀成团糊状。

(3)将拉丝期骨水泥充分贴合创面塑型,充分按压以保证骨水泥与创面嵌合。

(4)塑型后,轻柔取出骨水泥,静止待其降温,需20分钟。

(5)将冷却后骨水泥原位放于创面,丝线固定。

(6)外用多层敷料包扎或使用持续封闭式负压吸引治疗。

2. 二期

(1)第一次术后6~8周。

(2)拆除骨水泥。

(3)创面清创,去除分泌物,保护诱导膜,轻柔刮除诱导膜外絮状物至新鲜渗血。

(4)根据具体情况选择修复方式,如植皮、皮瓣等。

【**注意事项**】

1. 第一次手术清创尽量彻底,包括冲洗过程,避免残留坏死组织。

2. 骨水泥混合时,必须将粉剂和溶剂全部混合,不得取部分混合。

3. 拉丝期塑型应按压骨水泥至创面,力度适中,以保证创面深浅处均充分嵌合。

4. 塑型结束时应使用线剪将多余骨水泥去除,并将边缘剪齐。

5. 剪齐后的边缘适度上翘,避免压迫周围健康皮肤。

6. 若术后换药,应每日碘伏消毒后包扎。

7. 若术后采用持续封闭式负压吸引治疗,则应使用PU材料负压。

8. 安装负压时,可于创面上置冲洗管,每日庆大霉素盐水冲洗。

9. 二期手术,清创时务必轻柔,以保持诱导膜完整性,特别是诱导膜上毛细血管网。

(冯 光　郝岱峰)

十五、皮肤牵张器

对于组织缺损较大的伤口,单纯依靠缝线缝合难以达到直接修复的目的。近年来,随着现代医学和材料学的不断发展,皮肤牵张技术的应用,为一期修复较大皮肤组织缺损提供了新的手段,避免了一些不必要的皮瓣和皮片移植手术,且修复外观较好。皮肤牵张器目前已广泛应用于创面修复领域。

【原理】

皮肤软组织具有一定的机械蠕变特性,在固定张力作用下,皮肤的长度在一定范围内逐渐增加,可获得"额外的皮肤",停止牵张皮肤不会回缩至原位。皮肤牵张技术充分利用皮肤的蠕变原理和延展性,一次性或渐进式牵拉闭合高张力伤口,使皮肤松弛延长,降低吻合张力以实现闭合创面的目的。

【优点】

1. 操作简单,易于掌握,固定方便。
2. 无须损伤正常皮肤组织。
3. 牵张后的皮肤外观及功能与正常皮肤无区别。
4. 缩短愈合时间,减轻患者创伤。

【操作步骤】

1. 根据固定处的皮肤弧度将粘贴板进行适当的弯折,以便更好地贴合皮肤表面。
2. 将两块粘贴板底部胶纸去除后相向粘贴至创面两侧皮肤上。粘贴板锁扣部位的板边距离伤口2~3cm。
3. 粘贴固定后使用皮肤缝合器加固粘贴板。

【临床应用】

1. 难于缝合的开放性创面　传统方法是清创后选择植皮或皮瓣移植等,供皮(瓣)区给患者带来了二次创伤,增加了感染风险,同时存在移植皮片或皮瓣坏死的可能。使用牵张器,可在清创后一次性闭合创面,或在清创的同时就可以采用渐进式的牵拉缩小至闭合创面,降低手术风险,使复杂的手术简单化。

2. 疤痕或体表肿物　切除后的创面可使用牵张器一期闭合或渐进式牵拉缩小至闭合,也可术前对瘢痕周围的皮肤组织实施持续的渐进式牵拉,术后创面可在低张力下实现一次性闭合,降低手术复杂程度,减少手术次数,并且手术创面愈合快速且美观。

【注意事项】

1. 皮肤牵张器对于一些难以闭合或修复纠结的创

面有一定作用,但它不是万能的。

2. 创面修复还应以生物学修复理念为主导,采用组织移植等方式。

3. 对于四肢创面的修复,使用要谨慎。

4. 对于张力过大的创面,"牵住"不等于愈合。

5. 避免相关并发症的发生,如创缘撕裂、感染窦道、后期切口裂开等。

6. 张弛有度才能充分发挥牵张器的效能。

(张海军　冯　光)

十六、医学摄影

医学摄影不同于其他领域摄影,它不允许有任何形式的虚构与夸张,要求真实再现。

【摄影要求】

重点突出,目的明确;前后体位一致、参数一致,方便对比;背景颜色一致、清晰简洁、中心突出;详细登记、妥善保存。

【医学摄影技巧】

1. 拍摄角度垂直于病变部位,能够极好地展现出病变部位特点,尽可能使用闪光灯拍摄。

2. 展示出被拍摄部位与整体的关系,背景简洁、整体美观。

3. 治疗前后体位一致,方便对比治疗前后形态及功能的变化,可以如实地显示和评价治疗效果。

4. 拍摄部位在构图中的大小、比例应一致。

5. 特殊病例需多个方位拍摄,而且要将患侧与健侧同时拍摄以方便比较。

6. L型标尺的合理应用,可以表现出病变部位的大小及窦道的深度。

【学术会议拍摄】

1. 医学会议摄影时需拍下会议标题、主要内容、讲课人员、参会人员等信息。
2. 专家发言时可将专家及发言屏幕内容同框拍摄。
3. 室内拍摄需使用闪光灯。

(赵景峰 褚万立)

第四章 值 班

一、值班原则

值班是医师职业生涯中的一种工作常态,密切关系到医疗安全和法律问题。

【值班要求】

1. 资质 独立承担病房各级值班工作的医师,必须同时具备《医师资格证书》和注册地点在本院的《医师执业证书》;试用期医师不得独立承担病房各级值班工作。

2. 能力 经三基培训、考核,可胜任本科室值班工作并在医务处备案者,可在二线值班医师带领下,承担病房一线值班工作。

3. 职责 值班医师负责各项临时性医疗工作,包括接收值班期间入院的患者,做好必要的处置,并及时书写病历及各项医疗文件;对病房全体患者进行巡视并处理病情变化和安全问题;对危重、术后等患者主动、密切观察病情,及时处理,做好病程记录和交接班记录。

4. 要求 前一班医师在下班前应写好交班记录;值班医师要提前30分钟到岗接班,接受前一班各级医师交办的各项医疗任务;交接班时,要巡视病房,重点患者要在床旁交接班;严格执行逐级请示报告负责制,对危重病情变化及时请示上级医师,必要时请相关科室会诊,对不能自行解决的医疗问题必须及时报告上级医师或科主任。

【夜班注意事项】

1. 创面修复外科住院患者中,老年患者比例高,多患有不同程度的内科疾病,夜间容易发生病情变化,而陪护人员因夜间休息常难以及时发现,因此对老年患者和危重患者应有意识地提高护理等级和巡查频次。

2. 常规医疗工作需白班完成,不要将常规检查安排在夜间,避免出现夜班值班医师因陪同危重患者检查而离开病房的情况。

3. 值班医师尽量避免夜间调整非本人经治患者的长期医嘱,只需针对病情变化给予临时处置。

4. 夜班期间医护人员少,可获得的医疗资源少,往往时间越晚抢救难度越大,因此应重视患者新出现的不明原因的症状和体征,争取早发现、早诊断、早处置,能在前半夜解决的问题,不要留到后半夜,不可存侥幸心理或消极等待以致贻误检查和处置时机。

5. 夜间突发抢救,牢记程序,不乱方寸,及时呼叫二线、三线值班医师和会诊科室,保证抢救力量充足。在抢救的同时,必须及时向患者家属交代病情,降低医疗风险。

6. 重视老年患者和术后患者夜间的失眠或疼痛主诉,应给予有效处理,可降低多种内科严重并发症的风险。

7. 夜班期间如需处理创面修复急诊病例,应通知二线值班医师,在保证病房值班安全的前提下,及时赴急诊接诊处置。

8. 对创面修复外科的急诊病例,值班医师的首要目标是迅速发现并及时处理可能危及生命的症状和体征,危重患者常为多发伤或复合伤,需及时请相关科室会诊,根据病情的轻重缓急决定救治顺序。

(郝岱峰　李善友)

二、会诊原则

当患者在诊断或治疗上存在疑点、难点,或病情超出本科室专业范围,需要其他专科协助诊疗时,均应及时申请会诊。

【院内科间会诊】

1. 会诊申请

(1)科间会诊经主管医师或主治医师以上人员同意,通过书面形式、网络或电话申请。

(2)申请单中需简要描述患者基本病情、诊疗过程中存在的疑点和难点、申请会诊的目的等。

(3)申请时应尽可能完成必需的检查、检验项目,并准备好相关的文字和影像资料。

2. 会诊时间要求

(1)普通会诊在 48 小时内完成。

(2)急会诊需在 10 分钟内到场。

(3)抢救随请随到。

(4)被邀请的会诊医师因故不能及时到场者,需由该科室同级或上级医师代为会诊。

3. 会诊实施

(1)应邀科室安排主治医师以上人员进行会诊,并带上本专科所需的检查器械设备。

(2)由申请科室经治医师或主管医师陪同会诊。

(3)会诊医师会诊后认真填写会诊记录,包括检查结果、诊断和处理意见等。

(4)会诊医师对疑难病例诊断不清或处理有困难时,须及时请本科上级医师协助会诊。

【院内联合会诊】

院内联合会诊经主诊医师或科室主任同意,向医务办公室申请并由其组织会诊,包括指定会诊日期、会诊科室及人员等。由主管医师汇报病情并做好会诊记录。

【院际会诊】

院际会诊经主诊医师或科室主任同意,确定请求会诊的医院、专业、医师,报医务办公室,由医务办公室与有关单位联系,确定会诊时间。会诊时由申请科室主诊医师以上人员陪同,主管医师汇报病情并做好会诊记录。

【创面修复外科常见会诊】

1. 基础疾病相关的会诊 创面修复外科患者常伴有原发基础疾病,应请疾病相关科室会诊,规范基础疾病的诊疗。

2. 营养调理相关的会诊 营养是影响创面愈合的重要因素。患者存在营养不良、营养摄入障碍、特殊营养需求时,应请营养科、内分泌科、消化科、普通外科等协助营养摄入方案的确定,保证足够的营养摄入和合理的营养物质配比。

3. 创面愈合相关疾病的会诊 创面修复外科患者常因某种原发疾病导致创面形成,如术后切口不愈、多发性外伤后软组织损伤、放射性溃疡、自身免疫性疾病、血液系统疾病等,应请相关科室会诊,积极治疗原发疾病,合理调整治疗,如调整激素用量等。患者存在动脉粥样硬化、血管狭窄、外周血管病变等疾病时,应请心内科、血管外科等相关科室会诊,酌情进行介入治疗,改善组织血供,促进创面愈合。

(褚万立　郝岱峰)

三、知情同意

患者在医院就诊期间,对自身病情、诊疗方案、检验检查、手术操作、费用支出等具有知情同意权。医务人员正确履行告知义务、保障患者知情同意权,是密切医患关系、防范医疗纠纷的必要条件。

【知情告知的范围】

1. 患者基本病情及可能演变。
2. 整体诊疗方案及可能调整。
3. 病情危重,或病情明显加重等病情变化。
4. 使用有明显毒副作用,可能造成组织器官损伤的药物。
5. 手术,术中调整手术方案。
6. 各种组织器官的穿刺及活检。

7. 气管插管、气管切开、深静脉穿刺置管、动脉穿刺置管、肢体切开减张、各种内镜检查、介入检查等有创诊疗操作。

8. 输血。

9. 血液净化。

10. 放疗、化疗。

11. 可能造成组织器官损伤的物理诊疗措施。

12. 超出医疗保险(地方医保、工伤保险、商业保险等)报销范畴的药物、材料及诊疗手段。

13. 使用特殊的高质、高耗药品或医用材料。

14. 临床试验研究。

15. 临床治疗新技术、新业务。

16. 尸检。

17. 其他需提前告知风险情形,以及国家、军队或医院规定的其他需要知情同意的情况。

【知情告知的对象】

1. 18周岁以下的未成年患者,应当直接告知患者的监护人。

2. 具有完全民事行为能力且18周岁(含)以上的患者,可以直接告知患者本人,也可以告知患者书面授权委托人。但是,截肢等重大手术操作,应告知患者本人,并取得患者本人同意。

3. 18周岁(含)以上患者因意识障碍、理解困难、肢体功能障碍等原因不能正确理解告知内容或履行书面知情同意手续时,应当告知患者的监护人或近亲属,并将患者无法正确表达自己意愿的有关情况做好书面记录。

4. 恶性肿瘤、HIV 抗体阳性等患者的病情，告知患者本人可能产生不良后果的，可参照保护性医疗制度，告知患者书面授权委托人。

5. 患者有精神异常、自杀倾向等特殊情况时，应及时告知患者书面授权委托人、监护人或近亲属，并使其履行监护职责。

【特殊情况的处理】

1. 在实施知情同意过程中，如果未得到患者或书面授权委托人的同意和签字时，不得实施相关医疗措施（抢救情况除外）。

2. 如患者拒绝接受必要的诊疗措施并可能造成不良后果者，经治医师应在病程记录中做出详细记录，内容包括拟实施的诊疗意见，以及不接受处理可能产生的后果，并请患者签名。如患者拒绝签名，也应在病程记录中详细记录。

3. 在抢救等紧急情况下无法履行或患者拒绝履行知情同意手续的，应当报告医务部门值班人员，由医务部门领导或院领导审批。

【知情同意的注意事项】

1. 重要诊疗措施一律履行书面知情同意手续。

2. 患者因各种原因授权他人履行知情同意权限时，必须签署书面授权委托书。

3. 知情同意书形式要合法，条款要完善，意思要表达准确。

4. 妥善保存知情同意书。门急诊患者的知情同意书由执行科室保存，住院患者的知情同意书保存在住院病历中。在实施有关操作前,操作人员必须核验知情同意书。

【创面修复外科知情同意的特殊注意事项】

1. 创面修复外科患者较多是长期卧床、老年痴呆的慢性创面患者,尤其是地方医保、公费医疗的患者。患者及家属因既往手术效果欠佳、担心手术风险、逃避家庭护理任务等原因,有强烈的住院愿望,且对创面快速治愈期望值低,形成长期住院倾向,进而拒绝手术等诊疗建议,甚至有家属对患者产生遗弃倾向,导致患者长期住院,出院困难。此时,应反复向患者及家属交代病情,告知压疮、误吸、坠积性肺炎、肌萎缩等可能相关并发症的风险,合理建议诊疗方案,并详细记录。如患者或家属拒绝相应的诊疗建议,也应详细记录,并请患者或患者授权委托人签字。

2. 创面修复外科患者多为难愈性创面,治疗周期长、花费高、病情易反复,应在诊疗开始前及诊疗过程中及时向患者及家属介绍诊疗可能的周期、花费和过程,使患者及家属对治疗预期形成一定概念,便于医患沟通。患者在诊疗过程中尤其是在诊疗后期,因与他人、单位的经济纠纷或自身经济困难,造成治疗经费欠缺,常将经济问题转化为对治疗效果的不满,形成纠纷或恶意欠费,医生应提前告知并注意及时化解。

3. 创面修复外科患者有较多是外院及其他科室术后切口不愈或反复诊疗的难愈创面患者,应向患者合理告知病情,慎重评价既往诊疗措施。

(褚万立　郝岱峰)

四、发 热

发热是创面修复外科常见的临床症状,其原因多种多样,如创面感染、手术及换药、内科并发症、管路感染等。同时,发热也是病情变化的预警指标。

【相关表现】

1. 创面异味明显、脓性渗出多、创周红肿。
2. 引流管堵塞,引流液浑浊、色黄绿。
3. 负压吸引材料变色、负压消失。
4. 尿管内污浊、絮状物沉淀。
5. 动静脉穿刺部位红肿、穿刺点有分泌物。
6. 生命体征异常(心率增快,血压升高)。
7. 高龄(年龄>70岁)或高热(体温>41℃)。
8. 头痛、颈强直、意识障碍。
9. 免疫抑制,糖皮质激素、粒细胞缺乏。
10. 咳嗽、咳痰。

【病因鉴别】

1. 感染,如创面、肺部、尿路、动静脉管路。
2. 吸收热,如大面积危重烧伤患者全身浸浴换药后。
3. 手术/创伤应激、换药热。
4. 炎症,如结缔组织病、胰腺炎。
5. 肿瘤,如淋巴瘤、白血病。
6. 药物热,如β-内酰胺类抗生素、抗结核药、化疗药。
7. 血栓。

8. 神经系统疾病,如脊髓下丘脑损伤、颅内出血、癫痫。

9. 内分泌疾病,如甲亢、酮症酸中毒。

10. 误吸、输血反应、心肌梗死。

【分型】

不同类型的发热主要出现在院外未经对症处理时。

1. 稽留热 体温恒定地维持在 39℃ 以上的高水平,达数日或数周。24 小时内体温波动范围不超过 1℃。常见于大叶性肺炎、斑疹伤寒及伤寒高热期。

2. 弛张热 又称败血症热型。体温常在 39℃ 以上,波动幅度大,24 小时内波动范围超过 2℃,但都在正常水平以上。常见于败血症、风湿热、重症肺结核及化脓性炎症、流行性感冒、支原体肺炎、细菌性心内膜炎、斑疹伤寒、恶性疟疾等。

3. 间歇热 体温骤升达高峰后持续数小时,又迅速降低至正常水平,无热期(间歇期)可持续 1 日至数日,如此高热期与无热期反复交替出现。见于疟疾、急性肾盂肾炎、败血症、播散性结核、严重化脓性感染等。一日内发热呈两次升降者称为双峰热,见于革兰阴性杆菌败血症、长期间歇热,又称消耗热。

4. 波状热 体温逐渐上升达到 39℃ 或以上,数日后又逐渐下降至正常水平,持续数日后又逐渐升高,如此反复多次。常见于布氏杆菌病。

5. 回归热 体温急骤上升至 39℃ 或以上,持续数日后又骤然下降至正常水平。高热期与无热期各持续若干日后规律性交替 1 次。可见于霍奇金淋巴瘤等。

6. 不规则热 发热的体温曲线无一定规律,可见于结核病、风湿热、支气管肺炎、渗出性胸膜炎。

【处理】

1. 初步评估

(1)根据生命体征、神志,判断病情平稳程度。体温每升高1℃,心率增加约10次/分。

(2)询问病史,针对性查体,包括肺部听诊、尿液性状、腹部触诊。

(3)检查所有相关部位,包括创面、供皮区、负压装置、各种管路。

(4)小儿持续高热可出现惊厥症状(详见"小儿高热惊厥"章节)。

2. 相关检查

(1)创面、痰液、尿液、导管尖端细菌培养。

(2)血常规、血气、血培养。

(3)胸片。

(4)尿常规。

3. 治疗

(1)病因处理

①创面感染。创面清洗消毒后换药或更换负压装置,必要时行清创术。

②尿路感染。膀胱冲洗、更换尿管。

③动静脉管路感染。拔出导管。

④肺部感染。雾化吸入、叩背排痰。

(2)明确感染后使用敏感抗生素。

(3)物理降温,采取冰袋、冰毯、冰帽、酒精擦浴(血小板减少者禁用)、温热水擦浴、多饮温水。

(4)适量补液,特别是婴幼儿发热。

(5)药物降温(成人)

①口服。布洛芬混悬液 10ml。

②纳肛。吲哚美辛栓 1/2 支。

③肌内注射。柴胡注射液 2ml、地塞米松 5～10ml。

④静脉注射。赖氨匹林 0.9g。

⑤冬眠合剂

通用方:氯丙嗪 50mg＋异丙嗪 50mg＋5％葡萄糖溶液或生理盐水,静脉滴注。

Ⅰ号方:氯丙嗪 50mg＋哌替啶 100mg＋异丙嗪 50mg＋5％葡萄糖溶液或生理盐水,静脉滴注。适用于高热烦躁患者,呼吸衰竭者慎用。

Ⅱ号方:哌替啶 100mg＋异丙嗪 50mg＋氢化麦角碱 0.3～0.9mg＋5％葡萄糖溶液或生理盐水,静脉滴注。适用于心动过速者。

Ⅲ号方:哌替啶 100mg＋异丙嗪 50mg＋乙酰丙嗪 20mg＋5％葡萄糖溶液或生理盐水,静脉滴注。适用于高热烦躁患者,呼吸衰竭者慎用。

Ⅳ号方:异丙嗪 50mg＋氢化麦角碱 0.3～0.9mg＋5％葡萄糖溶液或生理盐水,静脉滴注。适用于呼吸衰竭者。

Ⅴ号方:氯丙嗪 50mg＋普鲁卡因 500mg＋异丙嗪 50mg＋5％葡萄糖溶液或生理盐水,静脉滴注。适用于少尿者。心率慢、心律失常者慎用。

(冯　光　赵景峰)

五、出 血

出血是创面修复外科极易出现的并发症,无论换药、持续封闭式负压引流时,还是术后等均易发生,出血量差别较大,发生出血后均需立即处理。

【症状】

1. 敷料渗血。
2. 负压材料渗血、血凝块。
3. 负压吸引管血凝块堵塞。
4. 血压快速下降、心率变快。

【病因分析】

1. 凝血功能障碍,如凝血异常、血友病。
2. 血压升高。
3. 小血管破裂。
4. 动脉破裂。
5. 创面广泛渗血。

【初步评估】

1. 查血常规。
2. 判断出血原因。
3. 判断出血量。
4. 根据生命体征、神志、尿量,判断病情平稳程度。

【处置】

1. 局部处理

(1)点状出血:使用无菌敷料加压包扎、点状压迫止血,或暂时关闭负压系统;若止血效果差,则应打开敷料或负压装置,对出血点行结扎止血或电凝止血。

(2)片状出血:使用无菌敷料加压包扎或暂时关闭负压系统;若止血效果差,则应打开敷料,于出血处使用止血敷料(止血纱布、吸收性明胶海绵),并加压包扎。

(3)小血管破裂:结扎或电凝止血。

(4)大血管破裂:如为动脉出血,按压血管近心端或止血带止血;如为静脉出血,则需按压血管远心端或止血带止血。根据血管性质可进一步选择结扎、缝扎血管进行止血或行血管修补。

2. 一般处理

(1)出血量较大,应立即建立静脉通道适量补液或输血,吸氧,生命体征监护。

(2)静脉使用止血药物,尖吻蝮蛇血凝酶2U(成人)壶入。

(冯 光 赵景峰)

六、血压异常

收缩压≥140mmHg或舒张压≥90mmHg为高血压。

低血压尚无统一标准。一般认为,成年人上肢动脉血压低于90/60mmHg,即为低血压。

(一)高血压

【概述】

高血压是创面修复外科常见症状,对于患者危害较大的是高血压急症。高血压急症是指血压短时间内严重升高(通常 BP>180/120mmHg)并伴发进行性靶器官损害的表现。靶器官损害包括脑血管意外(缺血性、出血性),急性心肌梗死,急性左心衰竭伴肺水肿,不稳定性心绞痛,主动脉夹层等。

1. 高血压急症

(1)收缩压≥200mmHg 和(或)舒张压≥130mmHg。

(2)妊娠期妇女或某些急性肾小球肾炎患者,特别是儿童,血压升高可能并不显著。

(3)既往血压显著增高,已造成相应靶器官损害,未进行系统降压治疗或降压治疗不充分,检查结果明确提示已经并发急性肺水肿、主动脉夹层、心肌梗死或脑血管意外者,即使血压仅为中度升高,也应视为高血压急症。

2. 高血压分级

1级高血压:收缩压140~159mmHg,舒张压90~99mmHg。

2级高血压:收缩压160~179mmHg,舒张压100~109mmHg。

3级高血压:收缩压≥180mmHg,舒张压≥110mmHg。

单纯收缩期高血压:收缩压≥140mmHg,并且舒张压<90mmHg。当收缩压及舒张压所提示分级冲突时,以较高者为准。

【诊断】

1. 病史询问,血压异常升高的常见原因包括降压治疗停止、服用拟交感神经药物、服用限制降压治疗效果的药物、急性尿潴留、急慢性疼痛、继发性高血压等。

2. 体格检查,包括血压、眼底、心血管、神经系统。

3. 血液检查,包括血尿常规、肝肾功能。

4. 心电图、24 小时血压动态图、胸片、超声心动图。

【排除相关疾病】

1. 原发性醛固酮增多症　以长期高血压伴顽固的低血钾为特征,肝肾功能检查提示低血钾、高血钠。

2. 嗜铬细胞瘤　阵发性血压增高伴心动过速、头痛、出汗,可行腹部彩超明确诊断,此病严禁应用 β 受体阻滞药。

3. 肾性高血压　可根据病史及实验室检查等相鉴别。

【治疗】

1. 高血压患者入院后若血压控制差,应及时请心内科会诊。

2. 若达到 2 级高血压,可给予硝苯地平片口服治疗,若疗效不佳,可给予乌拉地尔注射液静脉泵入治疗。

3. 如果患者出现高血压危象,可给予硝普钠静脉泵入治疗,并请心内科急会诊。

4. 出现靶器官损害时,应请相关科室急会诊后给予处理。

5. 创面修复外科有不少心功能较差的患者,此类患者发生高血压时,应第一时间给予适量利尿药治疗。

6. 术后患者麻醉苏醒后会出现一过性血压升高,引起创面出血,此时应密切关注并控制血压。

7. 目前一般主张血压控制目标值至少＜140/90mmHg,糖尿病或慢性肾病合并高血压患者血压控制目标值＜130/80mmHg,围术期患者血压至少＜160/100mmHg。

(二)低血压

【概述】

低血压根据病因可分为生理性低血压和病理性低血压。

1. 生理性低血压 指部分健康人群中,其血压测量值已达到低血压标准,但无任何自觉症状,经长期随访,除血压偏低外,人体各系统器官无缺血和缺氧等异常,也不影响寿命。

2. 病理性低血压 患者除血压降低外,常伴有不同程度的症状及某些疾病。如大出血、急性心肌梗死、严重创伤、感染、过敏、恶性肿瘤等原因所致血压降低。

低血压患者中较为严重者可出现休克,休克可分为低血容量性休克、心源性休克、血管扩张性休克。血管扩张性休克又可分为感染性休克、过敏性休克、神经源性休克。

【诊断】

1. 对低血压患者,除了注意分别测量卧位与立位血压外,尚应注意双上肢及上、下肢间血压的比较测量,以排除多发性大动脉炎所致的动脉狭窄。仔细做心脏、神经查体。

2. 血液检查,包括血常规、血生化、血糖、肌钙蛋白、血气分析、血凝四项。

3. 心电图、24小时血压动态图、超声心动图、胸片。

【排除相关疾病】

1. 肺结核 有长期咳嗽病史,可行胸片或诊断性抗结核治疗以诊断。

2. 急性心肌梗死 可查肌钙蛋白及心电图、超声心动图以明确诊断。

【治疗】

普通低血压患者除针对病因治疗外,一般不需特殊治疗。休克较为严重时,应及时处理。

1. 一般紧急治疗

(1)通常监测生命体征,取平卧位,必要时采取头和躯干抬高20°~30°、下肢抬高15°~20°的体位,以利于呼吸和下肢静脉回流,同时保证脑灌注压力。

(2)保持呼吸道通畅,并可用鼻导管法或面罩法吸氧,必要时建立人工气道,呼吸机辅助通气。

(3)维持比较正常的体温,低体温时注意保温,高温时尽量降温。

(4)及早建立静脉通路(以深静脉置管为宜),并用药维持收缩压≥90mmHg。

(5)尽量保持患者安静,避免搬动,可用小剂量镇痛、镇静药,但要防止呼吸和循环抑制。

2. 病因治疗 治疗原则是尽快恢复有效循环血量,对原发病灶做手术处理。即使有时病情尚未稳定,为避免延误抢救的时机,仍应在积极抗休克的同时进行针对病因的手术。

3. 扩充血容量 在连续监测动脉血压、尿量和中心静脉压的基础上,结合患者皮肤温度、末梢循环、脉率及毛细血管充盈时间等情况,判断所需补充的液体量。及时行血常规及肝肾功能检查,根据复查结果进一步调整治疗。

4. 血管活性药物的应用 血管活性药物主要包括两大类,即缩血管药和扩血管药。

(1)缩血管药物:目前主要用于部分早期休克患者,以短期维持重要脏器灌注为目的,不宜长久使用,用量也应尽量减小。常用的药物有多巴胺、去甲肾上腺素等(参见常用泵入药物一览表),使用时应从最小剂量和最低浓度开始。

(2)扩血管药物:适用于扩容后中心静脉压明显升高而临床征象无好转,临床上有交感神经活动亢进征象,心排血量明显下降,有心衰表现及有肺动脉高压者。常用的药物有异丙基肾上腺素、酚妥拉明、阿托品、硝普钠等。

(付顺来 李 涛)

七、血糖异常

糖尿病足病和许多慢性创面患者都同时患有糖尿病,以 2 型糖尿病居多。高血糖既是发病因素之一,同时也影响创面愈合进程。

正常人的空腹血糖浓度为 3.9~6.1mmol/L。

高血糖:空腹血糖浓度超过 7.0mmol/L 或餐后 2

小时血糖浓度超过 11.1mmol/L。

低血糖:血糖浓度低于 2.8mmol/L。

(一)高血糖

长期高血糖(糖尿病)患者可有多饮、多食、多尿和体重减轻等症状,会使全身各个组织器官发生病变,导致急慢性并发症的发生,如胰腺功能衰竭、失水、术后切口不愈合、电解质紊乱、营养缺乏、抵抗力下降、肾功能受损、神经病变、眼底病变等。如果血糖浓度过高,甚至可能出现糖尿病酮症酸中毒和高渗性昏迷状态,危及生命。

【辅助检查】

1. 血常规,判断有无感染、肾性贫血。
2. 血生化,包括电解质及肾功能状况。
3. 血糖、糖化血红蛋白、糖耐量异常试验。
4. 尿常规,判断有无酮体、尿蛋白。
5. 血气分析,判断有无酸中毒或碱中毒。

【治疗】

1. 应及时请内分泌科会诊,协助控制血糖。
2. 目前调整血糖较好的方案为三餐前给予短效胰岛素,晚睡前给予长效胰岛素。通常短效胰岛素起步量设置为每顿饭前 5~10U。长效胰岛素 10U 起步。调整血糖时应每 2~3 日调整 2~4U。
3. 若出现一过性血糖升高,尚未发展到糖尿病酮症酸中毒和高渗性昏迷状态,可酌情给予相应短效胰岛素治疗(胰岛素用量因人而异)。

4. 对于血糖波动较大、持续高血糖患者,应加大血糖监测频次。

5. 对于血糖持续超过20mmol/L的患者,可给予0.1U/(kg·h)胰岛素微量泵泵入,监测血糖(每小时检测1次)并根据血糖值调整胰岛素泵速。围术期患者血糖应控制在5.6~11.1mmol/L。

6. 糖尿病酮症酸中毒和高渗性昏迷状态的患者血糖多数超过16.7mmol/L。

(1)诊断糖尿病酮症酸中毒需符合以下3个条件:血糖>13.9mmol/L,酮体生成,酸中毒(pH<7.3)。

(2)高渗性昏迷状态以严重高血糖和高渗透压为主要特征:血糖常大于33.3mmol/L,血钠可达155mmol/L,血浆渗透压一般在350mmol/L以上。

(3)糖尿病酮症酸中毒和高渗性昏迷状态的处理

①先补液,可在2小时内输入1 000~2 000ml液体。

②胰岛素治疗,可先给予0.1U/(kg·h)胰岛素微量泵泵入,其后根据血糖值调整泵速,当血糖降至13.9mmol/L时可调整至0.05~0.1U/(kg·h),每小时检测1次血糖。

③纠正电解质平衡失调。

④纠正酸碱平衡失调。

⑤处理诱发病和防治并发症。

(二)低血糖

低血糖是指血糖浓度低于2.8mmol/L,多发生在服用某种降糖药或注射胰岛素期间。当血糖浓度低于

2.78mmol/L 时,出现低血糖早期症状,如四肢发冷、面色苍白、出冷汗、头晕、心慌、恶心等;当血糖浓度低于 2.5mmol/L 时,出现低血糖晚期症状,除早期症状外还出现惊厥及昏迷等。

【辅助检查】

血常规、血生化、血糖、腹部彩超(排除胰岛素瘤)。

【治疗】

轻症患者可给予口服糖果治疗。重症患者特别是低血糖昏迷患者,应给予生命体征监护;立即静脉注射50%葡萄糖溶液 20~100ml,30 分钟后复测血糖;根据复查结果给予静脉输注适量葡萄糖溶液。

(付顺来 李 涛)

八、呼吸困难

呼吸困难是指患者主观感到空气不足、呼吸费力,客观上表现出呼吸运动用力,严重时可出现张口呼吸、鼻翼翕动、端坐呼吸,甚至发绀,辅助呼吸肌参与呼吸运动,并且可有呼吸频率、深度、节律的改变。值班常见呼吸困难急症主要为呼吸系统和心血管系统疾病。

【常见病因】

1. 呼吸系统疾病 气道阻塞,肺部疾病,胸壁、胸廓、胸膜腔疾病,神经肌肉疾病等。

2. 循环系统疾病 心力衰竭、心脏压塞、肺栓塞、原发性肺动脉高压等。

3. 中毒 糖尿病酮症酸中毒、有机磷中毒、吗啡中毒、氰化物中毒、急性 CO 中毒等。

4. 神经系统疾病 脑出血、脑外伤、脑肿瘤、脑炎、脑膜炎、脑脓肿、癔症、癫痫发作。

5. 血液病 重度贫血、高铁血红蛋白血症、硫化血红蛋白血症。

【问诊要点与病史】

1. 详细追问病史,结合病历,看是否之前出现过类似呼吸困难症状,有无呼吸系统、心血管系统等相关疾病史,有无引发呼吸困难的原因和诱因。

2. 询问呼吸困难同时伴发症状,特别注意与呼吸困难之间的关系。

3. 变换体位后呼吸有无好转。

4. 询问是否进行过救治,缓解方法及效果如何。

【常见伴发症状】

1. 哮鸣音 支气管哮喘、心源性哮喘。

2. 突发重度呼吸困难 急性喉水肿、气管异物、大面积肺栓塞、自发气胸。

3. 发热 肺炎、肺脓肿、肺结核、胸膜炎、急性心包炎。

4. 一侧呼吸困难 大叶性肺炎、急性渗出性胸膜炎、肺栓塞、气胸、急性心肌梗死、支气管肺癌。

5. 咳嗽、咳痰 慢性支气管炎、阻塞性肺气肿及继发感染、支气管扩张、肺脓肿。

6. 意识障碍 脑出血、脑膜炎、糖尿病酮症酸中毒、尿毒症、肺性脑病、急性中毒。

【辅助检查】

1. 影像学检查 X线胸部透视及摄片、CT、磁共振显像、纤支镜检查。

2. 心脏检查 心电图、超声心动图。

3. 实验室检查

(1)常规检查:血常规、血生化、脑钠肽(BNP)、降钙素原、嗜酸性粒细胞计数、血糖测定、心肌酶学检查、肌钙蛋白测定。

(2)特异性检查:血清铁测定、动脉血气分析、痰检查、肺功能检查。

4. 有创检查 肺血管造影、冠脉造影、Swan-Ganz导管测定肺毛细血管楔压。

【常见急性呼吸困难及处理】

1. 慢性肺炎伴感染引发呼吸困难 表现为在咳嗽咳痰基础上呼吸困难逐渐加重,多发于老年或长期吸烟患者,常见于气候多变的冬春季节。听诊双肺湿啰音或哮鸣音;血液及痰液检查可见嗜酸性粒细胞增多;X线胸片可见双肺纹理增粗、紊乱或有肺气肿征,下肺野较明显,可明确诊断。

发生呼吸困难时立即行吸氧、心电监护,监测血氧,有痰液时立即吸痰,行血气及床旁胸片检查,明确有无感染及酸碱中毒;憋喘严重时可静脉壶入二氢丙茶碱20mg,待病情平稳后请专科会诊给予指导治疗。

2. 支气管哮喘 常于幼年或青年发病,有明确家族史或个人史,发病前常有过敏原接触史,伴有呼吸道感染或过敏性鼻炎症状。以发作性喘息为特征,表现为呼气性呼吸困难,发作时双肺布满哮鸣音,血液及痰液检查可见嗜酸性粒细胞增多。发作时胸片可见双肺透亮度增加,呈过度通气状态。

发作时应立即应用 $β_2$ 受体激动药(如沙丁胺醇)、茶碱类(如氨茶碱)、抗胆碱药(如异丙托溴铵),雾化吸入效果快,糖皮质激素为最有效药物。

3. 胸腔积液、自发性气胸 胸腔积液常分为渗出液和漏出液,常由胸膜毛细血管内静水压升高、胸膜通透性增加、胸膜毛细血管内胶体渗透压降低、壁层胸膜淋巴引流障碍、外伤等引起;气胸常见于既往体健的瘦高型青壮年男性,突然加重的呼吸困难,明显的胸痛、发绀,听诊患侧肺呼吸音减弱或消失,叩诊为鼓音,X线胸片检查可明确诊断。超声心动图可确诊。

立位胸片或 B 超定位后行闭式引流或气体抽吸。首次胸腔引流建议小于 700ml,以后每次抽液量小于 1 000ml,并判断胸腔积液性质,检验常规、生化,必要时查肿瘤指标、脱落细胞。积气量占胸腔容量大于 25% 时需及时抽吸,每次抽气量小于 1L,每日或隔日抽吸。

4. 急性肺动脉栓塞 一般有静脉血栓、产后、手术后、长期卧床等病史,肺动脉大块栓塞常发生呼吸困难、咯血和休克。常有右心负荷急剧增加的表现,如发绀、右心室急剧增大、肺动脉瓣区第二心音亢进、三尖瓣收缩期杂音、颈静脉充盈、肝大、下肢水肿等。心电图示电轴右偏,Ⅰ导联 S 波加深,Ⅲ导联 Q 波显著,T 波倒置,胸导联过渡区左移,右胸导联 T 波倒置的改变。胸片、放射性核素肺扫描和必要时行肺动脉造影有助于诊断。

5. 心源性哮喘 常见于急性左心功能不全,表现为呼气性呼吸困难,发病急,劳累时发生和加重,坐位休息时缓解,并可有端坐呼吸和夜间阵发性呼吸困难,常咳出粉红色泡沫痰。双肺可闻及广泛哮鸣音,肺底部可闻及湿啰音,左心界扩大,心率增快,心尖可闻及奔马律,胸片可见肺淤血或肺水肿征象,心脏指数或肺动脉楔压反映左心功能。

6. 血源性呼吸困难 存在失血、贫血或CO中毒病史,临床表现为呼吸困难伴心动过速,除大出血休克外一般无明显发绀。实验室检查显示红细胞、血红蛋白及血清铁等明显降低,血气分析基本正常。

7. 过度换气综合征 呼吸浅表而细数,常因过度通气而发生呼吸性碱中毒,出现口周、四肢麻木和手足抽搐,常于情绪激动或焦虑后发生,血气分析有呼吸性碱中毒相应变化。

8. 颅内压增高 呼吸频率减慢,伴有头痛、呕吐、意识障碍、脉搏减慢,有引起颅内压增高的病因,头部CT可明确诊断。

9. 药物中毒 大量应用吗啡、安眠药等药物出现呼吸减慢,可明确为药物中毒。

10. 代谢性酸中毒 糖尿病、慢性肾功能不全出现深大呼吸,同时无明显心肺疾病时可考虑。

【急救原则与措施】

1. 值班处理原则 尽快明确病因,积极治疗原发病,保持呼吸道通畅,纠正缺氧,促进二氧化碳排出,控制感染,纠正电解质紊乱,处理心力衰竭及其他并发症,联系专科急会诊处理。

2. 值班处理措施

(1) 患者卧床休息,采取自由体位,保持呼吸道通畅,吸氧,心电监护。

(2) 床旁急备心肺复苏、气管插管设施,并嘱护士准备急救车,必要时实施抢救。

(3) 去除外力因素,如胸部包扎过紧或腹带过紧时去除松解。

(4) 有气管、支气管痉挛及分泌物堵塞时,以解痉、平喘、祛痰为主。

(5) 感染者,以抗感染为主。

(6) 积气、积液时,以抽气、抽液减压为主。

(7) 肺栓塞、心肌梗死时,首先进行抗血栓治疗。

(8) 中枢性呼吸困难,以解除中枢压迫或脑部炎症为主要原则。

(9) 神经肌肉障碍时,应尽早恢复神经、肌肉功能。

(10) 镇静或安眠药中毒时,除选用相应的拮抗药外,还需应用药物兴奋大脑皮质和呼吸中枢。

(11) 支气管哮喘时,首选应用糖皮质激素。

(张新健 李 涛)

九、胸 痛

胸痛一般由胸部疾病(也包括胸壁疾病)引起,偶尔也可由其他部位病变引起的放射痛导致。日常值班所见胸痛常见于胸壁疾病、心血管疾病、呼吸系统疾病、纵隔疾病等。

【常见病因】

1. 胸壁病变 胸壁创面、急性皮炎、带状疱疹、肋间神经炎、肋骨骨折、多发性骨髓瘤。

2. 心血管疾病 心绞痛、心肌梗死、心肌病、急性心包炎、胸主动脉瘤、肺栓塞(梗死)。

3. 呼吸系统疾病 胸膜炎、胸膜肿瘤、自发性气胸、血胸、支气管炎、支气管肺癌。

4. 纵隔疾病 纵隔炎、纵隔气肿、纵隔肿瘤。

5. 其他 食管炎、食管癌、食管裂孔疝、膈下脓肿、肝脓肿、脾梗死等。

【问诊要点与病史】

1. 详细询问病史,结合病历,看是否之前出现过类似疼痛症状,有无呼吸系统、心血管系统等相关疾病史,有无引发胸痛的原因和诱因。

2. 询问胸痛部位、疼痛性质、有无放射性疼痛、疼痛持续时间。

3. 观察是否有创伤或手术切口,判明胸痛与创伤、术区的关系。

4. 询问疼痛伴发症状,特别注意与呼吸困难之间的关系。

5. 变换体位后胸痛有无好转。

6. 询问是否进行过救治,缓解方法及效果如何。

【常见伴发症状】

1. 咳嗽、咳痰、发热 气管、支气管、肺部疾病。

2. 呼吸困难 大叶性肺炎、自发性气胸、渗出性胸膜炎、肺栓塞。

3. 咯血 肺栓塞、支气管肺炎。

4. 面色苍白、大汗、血压降低或休克 心肌梗死、主动脉窦瘤破裂、大块肺栓塞。

5. 吞咽困难 反流性食管炎。

【辅助检查】

1. 影像学检查 X线胸部透视及摄片、CT、磁共振显像、胃镜、纤支镜检查。

2. 心脏检查 心电图、超声心动图。

3. 实验室检查

(1)常规检查：血常规、血生化、BNP、降钙素原、嗜酸性粒细胞计数、心肌酶学检查、肌钙蛋白测定。

(2)特异性检查：动脉血气分析、痰液检查、肺功能检查。

4. 有创检查 肺血管造影、冠脉造影、Swan-Ganz导管测定肺毛细血管楔压。

【常见胸痛临床表现与诊断】

1. 心绞痛

(1)临床表现：胸骨中下段疼痛，可波及心前区，并可放射至左肩、左臂内侧，达无名指和小指，性质为压迫、发闷或紧缩性，常由体力劳动或情绪激动诱发，可持续3~5分钟。

(2)心电图检查：绝大多数患者会出现短暂性心肌缺血而引起的心电图相应导联ST段改变(下移多见)，运动负荷试验和24小时心电图有助于诊断，休息或舌下含服硝酸甘油有助于缓解,必要时行冠脉造影,如管腔直径减少50%~70%可确诊。

2. 急性心肌梗死

(1)临床表现:疼痛部位与心绞痛相仿,但程度更剧烈,持续时间长,发作不频繁,硝酸甘油作用效果差或无缓解,常伴有发热,血压可降低甚至发生休克,伴有各种心律失常,以室性期前收缩多见。

(2)心电图检查:ST段抬高型——病理性Q波,ST段弓背向上抬高,T波倒置;非ST段抬高型——始终无Q波,ST段普遍降低$\geq 0.1mV$(aVR、V_1除外)。

(3)实验室检查:血清心肌酶、肌红蛋白、肌钙蛋白I或T,并可有白细胞计数增高,血沉增快。

(4)冠脉造影:可明确病变血管部位,并为进一步治疗提供依据。

3. 主动脉夹层

(1)常以剧烈胸痛起病,且疼痛一开始即达高峰,常放射至背、肋、腹、腰和下肢,两上肢的血压和脉搏可有明显差别,可有下肢暂时性瘫痪或偏瘫。

(2)X线胸片检查示主动脉增宽,超声心动图、磁共振显像探测到主动脉夹层内的液体,可确诊。

4. 急性心包炎

(1)常表现为与发热同时出现的较剧烈而持久的心前区疼痛,体位改变、深呼吸、咳嗽、吞咽、卧位时加重,坐位或前倾位时减轻,疼痛常放射到左肩、背部、颈部或上腹部,可伴有呼吸困难、发绀、烦躁不安、水肿,甚至休克等心脏压塞症状。

(2)听诊早期可闻及心包摩擦音,后期疼痛在心包腔出现渗液时均消失;心电图除 aVR 外,其余导联均有 ST 段弓背向下的抬高,T 波倒置,无病理性 Q 波出现。

(3)超声心动图可确诊。

(4)心包穿刺,将渗液涂片、培养有助于确定病原菌。

5. 急性肺动脉栓塞

(1)肺动脉大块栓塞常发生胸痛、咯血、呼吸困难和休克。常有右心负荷急剧增加的表现,如发绀、右心室急剧增大、肺动脉瓣区第二心音亢进、三尖瓣收缩期杂音、颈静脉充盈、肝大、下肢水肿等。

(2)心电图示电轴右偏,Ⅰ导联 S 波加深,Ⅲ导联 Q 波显著,T 波倒置,胸导联过渡区左移,右胸导联 T 波倒置。

(3)胸片、放射性核素肺扫描和必要时行肺动脉造影有助于诊断。

6. 自发性气胸　突然的呼吸困难,伴有明显的胸痛、发绀,听诊患侧呼吸减弱或消失,气管向健侧偏移,叩诊为鼓音,X 线检查可明确诊断。

7. 反流性食道炎　胸骨后烧灼痛,胃内容物反流入食管导致黏膜慢性炎症,纤维内镜可确诊。

8. 带状疱疹　成簇的小疱沿一侧肋间神经分布,不超过体表中线,剧痛。

9. 肋软骨炎　肋软骨处可见单个或多个隆起,局部压痛,无红肿。

第四章 值 班

【急救处理】

1. 值班处理原则 尽快明确病因,早发现,早处理,维持生命,及时请相关专科会诊救治。

2. 值班处理措施

(1)卧床休息,采取自由体位,吸氧,心电监护。

(2)床旁备心肺复苏、气管插管设施,并嘱护士准备急救车,必要时实施抢救。

(3)口服镇痛药物,索米痛、盐酸曲马多缓释片、布洛芬缓释片、氨酚羟考酮片;如为剧痛,可静脉注射氟比洛芬酯或肌内注射盐酸哌替啶镇痛、镇静。

(4)如为外伤或外力致胸壁疼痛,可查明病因,去除致痛因素;如封闭式负压吸力大时,可适当减小压力;如为带状疱疹,可局部热敷,并应用药物镇痛对症处理,抗病毒治疗。

(5)若疑为心绞痛者,可舌下含服硝酸甘油或硝苯地平 5～10mg;疑为心肌梗死时,可口嚼盐酸氢氯吡格雷片抗凝,实时监测心电图,检查血清心肌酶、肌红蛋白、肌钙蛋白I或T、血沉等,并请心内科会诊,明确诊断后急诊行介入支架手术。

(6)疑为气胸、心包积液时,诊断后尽快抽气、抽液。

(7)肺栓塞时,及时抗凝治疗。

(8)主动脉夹层时,静脉予以β受体阻滞药,并请心内科会诊专科抢救。

(张新健 李 涛)

十、腹　痛

值班中经常会遇到患者突发腹痛,对早期诊断帮助最大的是详细的病史与查体。要及时发现病情,及时处理。

【初步评估】

1. 首先是要及时发现可能危及生命的腹部疾病。

2. 详细了解患者病史,及时发现可能引起腹痛的病因。

3. 检查生命体征,腹部查体重点是压痛部位、腹膜刺激征、肠鸣音与血管杂音。

4. 了解腹痛的时间、部位、性质、放射痛、伴随症状。

【辅助检查】

1. 实验室检查　血常规、尿常规、便常规、肝肾功能、血淀粉酶等。

2. 超声　腹部B超,可对腹部脏器、泌尿生殖系统及阑尾进行检查。

3. 腹部平片　了解有无空腔脏器穿孔及肠梗阻等。

4. CT　胰腺炎、阑尾炎、腹主动脉瘤、肠缺血坏死等疾病的排查。

5. ECG　如有上腹痛,合并呼吸困难。

6. 诊断性腹穿　腹膜炎、腹腔内出血。

【常见腹痛鉴别诊断】

1. 危急腹痛

(1)腹主动脉瘤破裂:常见于老年男性,高血压,常有多年吸烟史,疼痛部位常为脐周、中上腹。

(2)急性冠脉综合征:既往高血压、糖尿病病史,如伴随呼吸困难、胸痛,需做心电图排查。

(3)消化道疾病:如食管破裂(常因剧烈呕吐、外伤后发病),胃穿孔(胃溃疡等病史),重症胰腺炎(常有胆道疾病史或暴饮暴食、酗酒史),化脓性胆管炎(体温可超过40℃、伴黄疸),肠缺血坏死(常伴有腹泻、血便),绞窄疝(老年男性常见、腹部疝病史),化脓性阑尾炎(麦氏点压痛、反跳痛),腹部脏器破裂(常有外伤史)等,需根据病史及临床表现排查。

(4)泌尿生殖系统疾病:如异位妊娠破裂,伴有停经、阴道出血等症状。

2. 紧急腹痛

(1)泌尿系统结石:腹部突发绞痛,常有肾结石病史,可行B超排查。

(2)胆囊炎:常有胆结石病史,疼痛部位常为右上腹。

(3)盆腔炎:女性常有妇科病史,可行B超检查、分泌物涂片等确诊。

(4)卵巢囊肿扭转:常发生一侧腹部剧痛,伴恶心、呕吐,可行超声检查。

(5)糖尿病酮症酸中毒:糖尿病病史,血糖控制差。

【经验及建议】

1. 盲目镇痛治疗会延误急腹症的诊断。

2. 急性胰腺炎很少见于20岁以下患者。

3. 嘱患者咳嗽时腹痛加重,其意义等同于反跳痛。

4. 房颤患者出现急性腹痛,首先考虑肠系膜动脉栓塞。

5. 男性急腹症应检查睾丸,儿童除外睾丸扭转。

6. 及时监测生命体征,及时请相关科室会诊,根据会诊意见进一步治疗。

(赵景峰 冯 光)

十一、头 痛

病房中患者出现头痛症状极为常见,要及时发现和鉴别头痛性质,分清头痛病情缓急,必要时做相关检查及科室会诊。

【警觉症状】

1. 头痛伴恶心、呕吐,需考虑是否有颅内压改变。

2. "头部突发有生以来最严重剧痛",常提示蛛网膜下隙出血。

3. 头痛进行性加重。

4. 弯腰、咳嗽时引发头痛。

5. 患者年龄大于55岁。

6. 头痛伴有神经系统体征。

7. 头痛伴视物模糊。

【常见头痛鉴别诊断】

1. 严重疾病

(1)急性化脓性脑膜炎:小儿多见,常伴有发热、头痛、呕吐、烦躁,可行血常规、脑脊液检查,白细胞计数常明显增高,CT、MRI检查可见脑室扩大、脑沟变窄等表现。确诊后立即给予抗生素抗感染,甘露醇降颅内压,并请神经外科会诊,进一步诊治。

(2)蛛网膜下隙出血:突发剧烈头痛伴呕吐,颈项强直等脑膜刺激征,伴或不伴意识模糊,反应迟钝,CT可确诊。立即请神经外科急会诊,进一步治疗。

(3)高血压脑病:一般血压显著升高,达到250/150mmHg左右时才发生,而急性高血压患者血压未达到200/130mmHg亦能发生高血压脑病。立即降血压对症处理,硝普钠50mg+生理盐水50ml泵入(1~20ml/h);降低颅内压,250ml甘露醇注射液静脉滴注,请神经内科会诊进一步治疗。

(4)青光眼:老年人,眼痛,视物模糊,瞳孔散大。如确诊,可用毛果芸香碱滴眼液治疗。

(5)颅内肿瘤:疼痛程度不一,低头、卧位可加重,MRI诊断价值最大。

2. 一般疾病

(1)紧张性头痛:与精神压力有关,多为全头痛,一般镇痛治疗效果好。

(2)血管性头痛:酒后。

(3)鼻窦炎:常有卡他症状,多为额顶部、面部疼痛,鼻窦压痛,急性期抗生素治疗效果较好。

(4)偏头痛:多累及半侧头部,睡眠可缓解,有家族史,女性多见。

(5)三叉神经痛:疼痛多为脉冲样,有触发点,持续数秒。

(赵景峰 冯 光)

十二、失　眠

失眠是指无法入睡或无法保持睡眠状态,导致睡眠不足,又称入睡和维持睡眠障碍。在我国人群发病率为30%～40%。在创面修复外科患者中更为常见。

【病因】

1. 躯体疾病　各种疾病引起的疼痛,如创面疼痛、患肢疼痛,以及心慌、咳嗽、皮肤瘙痒等躯体症状,导致失眠。

2. 心理因素　因长期处于高度紧张的状态导致失眠,如患者术前紧张等,通常伴有焦虑、抑郁等症状。

3. 精神性因素　如精神分裂症等导致失眠。

4. 药物性因素　纯粹药物引起的失眠,即药源性失眠。

5. 营养因素　如血液中钙浓度低下可导致失眠。

6. 外界因素　睡眠环境较差,受强光或噪声等影响。

【临床表现】

1. 入睡时间超过 30 分钟。
2. 夜间觉醒次数超过 2 次或凌晨早醒。
3. 睡眠质量差、多梦等。
4. 总睡眠时间少于 6 小时。
5. 晨起后感觉头昏、精神不振、乏力等。

【治疗】

1. 非药物治疗

(1)保持乐观的心态,建立有规律的生活节律。

(2)进行适当体育运动,减少白天睡眠时间。

(3)保持室内安静,远离噪声,避开光线刺激。

2. 药物治疗

(1)治疗原发病及原发病导致的相应症状,如因创面或患肢疼痛导致失眠,应予以镇痛治疗。

(2)如患者通过调整生活节律仍无改善,可口服中药制剂,如枣仁安神液、安神补心胶囊等。

(3)服用中药制剂效果不明显,可服用安全性较高的苯二氮䓬类,如地西泮、艾司唑仑等。

(4)如失眠患者伴有明显抑郁、焦虑症状,可服用舍曲林、氟西丁等药物治疗。

(5)如失眠患者伴有烦躁、激动等症状,可服用苯巴比妥、氯丙嗪等药物治疗。

(赵景峰　冯　光)

十三、酸碱平衡失常

【常见病因】

1. 呼吸性酸中毒　胸壁疾病、气道堵塞、慢性阻塞性肺病、重症肌无力等。

2. 呼吸性碱中毒　低氧、肺感受器刺激(如哮喘、肺炎、肺栓塞)、肝衰竭、全身性感染等。

3. 代谢性酸中毒

(1) 阴离子间隙(AG)增大的代谢性酸中毒:产 H^+ 增加,AG 升高。如酒精中毒、晚期肾衰竭、糖尿病酮症酸中毒等。

(2) AG 正常的代谢性酸中毒:丢失 HCO_3^- 增多,如输尿管造瘘、肠道造瘘、早期肾衰竭、腹泻,以及输入过多生理盐水导致的高氯性酸中毒等。

4. 代谢性碱中毒
常见于呕吐、胃管引流、使用利尿药后、腹泻、肠梗阻等引起的容量不足等。

【临床表现】

1. 酸中毒 pH<7.2 时,呼吸通气量增加,钾升高,可能导致心律失常,出现意识障碍。

2. 碱中毒 pH>7.6 时,呼吸通气量下降,钾、钙、镁均下降,冠状动脉血流量减少,可能导致心律失常,出现意识障碍、痫性发作。

【诊断流程】

1. 根据 pH、$PaCO_2$、HCO_3^- 来确定原发酸碱紊乱(表 12)。

表 12 原发酸碱平衡失常

失衡类型	pH	$PaCO_2$ (mmHg)	HCO_3^- (mmol/L)
呼吸性酸中毒	<7.4	>40	
呼吸性碱中毒	>7.4	<40	
代谢性酸中毒	<7.4		<24
代谢性碱中毒	>7.4		>24

2. 确定有无混合酸碱紊乱,需根据代偿公式计算(表13)。计算出 AG,看有无高 AG 代谢性酸中毒;如 AG 增高,根据矫正后的 HCO_3^- 值来判断有无代谢性碱中毒。

阴离子间隙(mmol/L)= $Na^+ - Cl^- - HCO_3^-$,正常值为 8~16mmol/L。

表 13 代偿公式

原发失衡	原发改变	代偿反应	预计代偿公式	代偿极限
呼吸性酸中毒	$PaCO_2 \uparrow$	$HCO_3^- \uparrow$	急性:$HCO_3^- =$ $0.1PaCO_2 \pm 1.5$ 慢性:$HCO_3^- =$ $0.35PaCO_2 \pm 5.58$	30mmol/L 45mmol/L
呼吸性碱中毒	$PaCO_2 \downarrow$	$HCO_3^- \downarrow$	急性:$HCO_3^- =$ $0.2PaCO_2 \pm 2.5$ 慢性:$HCO_3^- =$ $0.49PaCO_2 \pm 1.72$	18mmol/L 12~15mmol/L
代谢性酸中毒	$HCO_3^- \downarrow$	$PaCO_2 \downarrow$	$PaCO_2 =$ $1.5HCO_3^- + 8 \pm 2$	10mmHg
代谢性碱中毒	$HCO_3^- \uparrow$	$PaCO_2 \uparrow$	$PaCO_2 =$ $0.9HCO_3^- \pm 5$	55mmHg

3. 根据患者具体病情,判断出酸碱紊乱的病因。

【处理】

1. 呼吸性酸中毒

(1)通畅气道,尽快解除二氧化碳潴留,必要时气管插管。

(2) pH 值 < 7.20 时,可静脉补充 5% $NaHCO_3$ 溶液,将 pH 升至 7.20 以上。

(3) 呼吸性酸中毒时血钾增高,需注意高血钾对心脏的损害,如钾离子过高,需透析治疗。

2. 呼吸性碱中毒

(1) 治疗原发病,及时纠正缺氧。

(2) 牢记"低钾碱中毒,碱中毒并低钾"这个规律。如钾离子过低,可将 1.5g 氯化钾溶于 5% 葡萄糖溶液 500ml,缓慢静脉滴注。

3. 代谢性酸中毒

(1) 纠正患者原发病。

(2) 可适量适速补碱。如 pH < 7.20,可补 5% $NaHCO_3$ 溶液,将 pH 调整至 7.20 以上。

4. 代谢性碱中毒

(1) 注意患者血容量及电解质变化,及时补液。

(2) 原发性疾病的治疗。

(赵景峰　冯　光)

十四、过敏反应

过敏反应是一种免疫功能失调症,是指抗原物质与体内特异性抗体结合后,刺激肥大细胞、嗜碱性粒细胞释放大量过敏介质而造成的一组临床症状。主要表现为局部血管扩张,血管通透性增高,器官平滑肌收缩,以及腺体分泌增强等。

过敏反应的特点：发作迅速、反应强烈、消退较快；一般不会破坏组织细胞,也不会引起组织损伤;有明显的遗传倾向和个体差异。

诱发过敏反应的外来抗原物质称为过敏原。常见的过敏原可分为吸入性、食入性、接触性、注射性、自身组织抗原。

【临床表现】

1. 皮肤黏膜

(1)常见症状:通常包括皮丘(麻疹)、发痒、皮肤潮红、口唇肿胀、皮下肿胀(血管性水肿)、皮肤烧灼感、发绀、舌或咽喉肿胀、流鼻涕和(或)结膜肿胀。

(2)过敏性药疹:主要有固定型药疹、大疱性表皮松解症、剥脱性皮炎型药疹、湿疹皮炎型药疹、多形红斑及重症多形红斑药疹、光敏感性药疹等。

2. 呼吸系统

(1)呼吸短促。

(2)低音调的呼吸困难(喘息)音,由下气道肌肉(支气管肌肉)痉挛所引起。

(3)高音调的呼吸困难(哮鸣)音,由上气道肿胀,导致呼吸通道变窄所引起。

(4)声音嘶哑。

(5)吞咽痛。

(6)咳嗽。

(7)呼吸道阻塞症状,由喉头水肿、气管和支气管痉挛及肺水肿引起,表现为胸闷、心悸、喉头有堵塞感、呼吸困难及脸色涨红等,伴有濒死感、头昏、面部及四肢麻木。

3. 心血管系统

(1) 冠脉痉挛：冠状动脉受组胺影响可突然收缩，有冠心病病史的患者可出现心绞痛发作，病情加重可导致心肌梗死、心律失常、心脏骤停。

(2) 微循环障碍：由血管广泛扩张所致。表现为面色苍白、烦躁不安、畏寒、冷汗、脉搏微弱及血压下降，甚至休克等。

4. 消化系统　包括腹部绞痛、腹泻和呕吐。

5. 泌尿系统　尿失禁及排尿困难。

6. 中枢神经系统　头痛、昏迷、抽搐及大小便失禁等。

【辅助检查】

1. 皮肤过敏测试。

2. 特异性抗体的血液过敏试验。

【诊断及鉴别诊断】

1. 大部分患者有过敏史或家族史。

2. 患者在接触过敏原后数分钟到数小时内出现以下表现时，应考虑发生过敏反应。

(1) 皮肤黏膜组织症状。

(2) 呼吸困难。

(3) 低血压。

(4) 胃肠道症状。

3. 需与哮喘、缺氧引起的晕厥、腹泻、食物中毒、感染等相鉴别。

【治疗】

1. 仅有皮肤黏膜表现的治疗

(1)去除可疑过敏原,脱离致敏环境。

(2)口服药物治疗,如马来酸氯苯那敏、氯雷他定、咪唑斯汀等。

(3)静脉或肌肉使用药物,如糖皮质激素(地塞米松、氢化可的松、甲泼尼龙等),H_1受体阻滞药(苯海拉明或异丙嗪等)。

2. 全身过敏反应的治疗

(1)去除可疑过敏原,脱离致敏环境。

(2)保持气道通畅,必要时行气管切开或气管插管,支气管痉挛可吸入沙丁胺醇。

(3)心电监护、吸氧。

(4)早期应用糖皮质激素,地塞米松、氢化可的松、甲泼尼龙等肌内注射或静脉壶入,然后可静脉滴注维持。

(5)H_1受体阻滞药,苯海拉明或异丙嗪等,静脉或肌内注射。

(6)低血压,需快速输入等渗晶体液(如生理盐水),并使用血管活性药物(多巴胺、肾上腺素、去甲肾上腺素等)静脉滴注。

(7)10%葡萄糖酸钙静脉注射:钙离子能减轻细胞膜的通透性,降低毛细血管通透性,使渗出减少;同时,钙离子可以维持神经肌肉的正常兴奋性。常用于软组织肿胀、皮肤黏膜改变、低血压等表现时。

(8)纠正酸中毒,如5%碳酸氢钠$100\sim250ml$静脉滴注,慎用。

【预防与康复】

1. 注意生活起居、饮食调理得当和适当的体育锻炼。

2. 避免接触过敏原。

3. 脱敏治疗。

(李善友　郝岱峰)

十五、输血反应

输血反应是指在输血过程中或输血之后,受血者发生与输血有关的异常表现或疾病。

【发热反应】

发热反应是输血中最常见的反应。

1. 病因

(1)可由致热原污染引起,如保养液或输血用具被致热原污染。

(2)受血者在输血后产生白细胞抗体和血小板抗体所致的免疫反应。

(3)违反操作原则,造成污染。

2. 症状

(1)可在输血中或输血后 1~2 小时内发生。

(2)有畏寒或寒战、发热,体温可达 40℃。

(3)伴有皮肤潮红、头痛、恶心、呕吐等。

3. 预防　严格管理血库保养液和输血用具,有效预防致热原污染,严格执行无菌操作。

4. 治疗

(1)反应轻者,减慢输注速度即可使症状减轻。

(2)畏寒及寒战时注意保暖。

(3)发热时可予以物理及药物降温治疗。

(4)出现寒战时可予以异丙嗪或哌替啶治疗。

(5)严重者应立即停止输血,并予以降温治疗,密切监护,维持生命体征。

【过敏反应】

1. 病因

(1)过敏体质,输入血中的异体蛋白同过敏机体的蛋白质结合,形成完全抗原而致敏。

(2)献血者为过敏体质,血液中含有特异性抗体。

(3)多次输血者体内产生多种抗血清免疫球蛋白抗体。

2. 症状

(1)轻者出现皮肤瘙痒、荨麻疹。

(2)中度者出现血管性水肿,表现为眼睑、口唇水肿。

(3)重者因喉头水肿、支气管痉挛出现呼吸困难,可表现为咳嗽、喘鸣、两肺闻及哮鸣音,甚至发生过敏性休克。

3. 预防 具体参考"过敏反应"章节。

(1)勿选用有过敏史的献血员所献血液。

(2)有过敏史的患者,输血前可予以糖皮质激素或抗过敏药物进行预防性治疗。

4. 治疗

(1)反应轻者,当仅表现为荨麻疹或皮肤瘙痒时,可减慢输血速度,并予以口服 H_1 受体阻滞药(如苯海拉明)。

(2)反应严重者,应立即停止输血,皮下注射肾上腺素和(或)静脉或肌内注射糖皮质激素;合并呼吸困难者,应行气管插管或切开。

【溶血反应】

溶血反应是指输入的红细胞或受血者的红细胞发生异常破坏而引起的一系列临床症状。为输血中最严重的反应。

1. 病因

(1)输入异型血,多由于 ABO 血型、Rh 因子不相容引起。

(2)输入变质血,输血前红细胞已变性溶解,如血液储存过久、输血前将血加热温度过高或震荡过剧、血液受细菌污染等。

(3)血中加入高渗或低渗溶液,致使红细胞大量破坏。

(4)患者患有自身免疫性贫血,自身抗体可致输入的异体红细胞被破坏。

2. 症状

(1)典型的症状在输入 10~20ml 血液后发生,随输入血量增加而加重。开始阶段,由于红细胞凝集成团,阻塞部分小血管,可立即引起沿输血静脉的红肿及疼痛,伴有寒战、高热、头胀痛、四肢麻木、腰背部剧烈疼痛和胸闷等症状。

(2)凝集的红细胞发生溶解,大量血红蛋白散布到血浆中,可出现黄疸和血红蛋白尿。同时伴有寒战、高热、呼吸困难和血压下降等休克症状。

(3)因大量血红蛋白进入肾小管,阻塞肾小管;血红蛋白的分解产物可致肾小管内皮细胞缺血、缺氧而坏死脱落,加重肾小管阻塞;或发生弥散性血管内凝血(DIC)及低血压致肾血流量减少,患者出现少尿、无尿、腰痛等急性肾衰竭症状,严重者可导致死亡。

(4)术中患者出现不明原因的血压下降和术野渗血。

(5)延迟性溶血反应可发生于输血后 1~2 周,表现为不明原因的发热、贫血、黄疸、血红蛋白尿。

3. 预防

(1)认真做好血型鉴定和交叉配血试验。

(2)输血前仔细查对,杜绝差错。

(3)不可使用变质血液。

4. 治疗

(1)立即停止输血:保留余血,采集患者血标本重做血型鉴定和交叉配血试验,抽取静脉血离心后观察血浆色泽,若为粉红色即证明出现溶血;立即予以留置导尿,并记尿量。

(2)抗休克:维持静脉输液通道,使用晶体液、胶体液、血浆扩容,予以升压药物治疗。

(3)溶血性贫血:输注同型血液、浓缩血小板、凝血因子和糖皮质激素。

(4)保护肾脏功能:静脉注射碳酸氢钠碱化尿液,溶解血红蛋白结晶,防止血红蛋白结晶阻塞肾小管。

(5) 弥散性血管内凝血(DIC):应用肝素治疗。

(6) 血浆置换:彻底清除体内的异形红细胞及其他有害的抗原抗体复合物。

【循环超负荷】

参考"输液反应"章节。

【出血倾向】

1. 病因 因库存血中血小板破坏较多,一次性大量输血后,可导致凝血异常(凝血因子被稀释及低体温)。

2. 症状 表现为皮肤、黏膜出现瘀斑,穿刺部位淤血,或手术中、手术后术区渗血。

3. 预防 短时间内输入大量库存血时,应密切观察患者意识、血压、脉搏等变化,注意皮肤、黏膜或手术伤口有无出血。

4. 治疗 补充足够的血小板和凝血因子。

【碱中毒、低血钙、高血钾】

1. 病因

(1) 血液中含有枸橼酸钠,大量输血后,特别是存在肝功能不全的患者,枸橼酸钠尚未氧化即与血中游离钙结合而使血钙下降,并且枸橼酸钠在肝脏中可转化为碳酸氢钠,导致碱中毒。

(2) 库存血中红细胞钠钾泵活动障碍,以及库存血中部分红细胞破坏,钾离子游离出细胞,当大量输血时,可导致血钾升高。

2. 症状

(1) 低血钙：表现为口周、四肢发麻，手足抽搐，血压下降，心率缓慢，心室颤动，甚至发生心跳停止。

(2) 高血钾：极度倦怠、肌肉无力、四肢厥冷、腱反射消失，也可出现动作迟缓、嗜睡等中枢神经系统症状。对心脏的影响较大，包括心率减慢、心律失常等。心电图表现为 PR 间期延长，P 波消失，QRS 波变宽。

3. 预防 输入库存血 1 000ml 以上时，需静脉注射葡萄糖酸钙，以补充钙离子。

4. 治疗

(1) 予以葡萄糖溶液加胰岛素静脉滴注：促进钾离子进入细胞内，降低细胞外液中的钾离子浓度。

(2) 阳离子交换树脂：口服，每次 15g，每日 4 次，降低消化道内钾离子浓度。

(3) 静脉注射葡萄糖酸钙：拮抗高血钾对心脏的作用。

(4) 透析疗法：严重的高钾血症，可行腹膜透析或血液透析治疗。

（李善友　郝岱峰）

十六、输液反应

输液反应是临床采用输液疗法时出现的各种非治疗效应，是多种因素的综合表现。

【病因】

1. 药物因素 药物的质量、热原迭加、微粒迭加、稀释剂选择不当。

2. 输液操作因素 输液器进气针过滤装置不良、药物配制未执行严格无菌操作、配药间及输液间空气洁净度不合要求、消毒剂不合格等均可造成污染;输液的速度过快,单位时间内进入体内的内毒素量或液量过大引发输液反应。

3. 输液器材污染 一次性输液(血)器及注射器被微生物污染及生产过程中产生机械微粒也能成为致热原。

4. 个体差异 病情因素、体质因素。

【临床表现】

1. 发热反应 最常见,常因输入致热物质而引起,药物因素、输液器材污染、人为操作因素等均可导致发热反应。表现为发冷、寒战和发热,轻者为低热,可自行恢复正常。严重者初起寒战,继之高热,并有恶心、呕吐、头痛、脉速等症状。

2. 过敏反应 常见于输注抗生素、含异体蛋白药物、中药制剂等,发作迅速(常于开始输液后数秒至数分钟出现),反应强烈,严重程度不一。常见有发痒、皮肤潮红、口唇肿胀、皮肤烧灼感、斑丘疹,严重者可出现全身过敏反应,进而出现呼吸困难、心律失常、急性心功能不全及中枢神经系统症状;反复使用可导致大疱性表皮松解症、剥脱性皮炎型药疹、湿疹皮炎型药疹。

3. 循环负荷过重 由于输液速度过快,短时间内输入过多液体,使循环血容量急剧增加,心脏负担过重而引起,常表现为肺水肿、心力衰竭。患者突然出现呼吸困难、气促、咳嗽、泡沫痰或血性泡沫痰,肺部出现湿啰音。

4. 静脉炎 长期输注浓度过高、刺激性较强的药液,或静脉内放置刺激性大的穿刺管时间过长,从而刺激局部静脉壁引起的炎症反应;也可因在输液过程中无菌操作不严,引起局部静脉的感染。表现为沿静脉走向出现条索状红线,局部组织发红、肿胀、灼热、疼痛,有时伴有畏寒、发热等全身症状。

5. 空气栓塞 是输液时空气未排尽、连接不紧有漏缝,或加压输液、输血无人在旁看守时可能发生的危险并发症。进入静脉的空气可循静脉途径进入肺动脉,继而引起肺栓塞,造成严重缺氧,进入体内空气过多可立即导致死亡。常表现为胸部不适、胸痛、呼吸困难、发绀、右心衰竭、低血压、咯血。

【辅助检查】

1. 细菌培养及药敏试验 怀疑药物污染,应留取药物标本行细菌培养。

2. 针对空气栓塞的检查 血气分析,胸部螺旋CT,肺动脉造影。

【治疗】

出现输液反应时需立即减慢或停止输液,并保留静脉通道,以备急救。

1. 发热

(1)物理降温。

(2)口服布洛芬。

(3)肌内注射赖氨匹林。

2. 过敏反应

(1)静脉或肌内注射地塞米松,也可使用苯海拉明、异丙嗪、西替利嗪等。

(2)对于出现其他全身过敏反应,参考"过敏反应"章节。

3. 肺水肿、心力衰竭

(1)立即减慢或停止液体输入。

(2)若病情允许,则使患者呈端坐位,双腿下垂,以减少下肢静脉回流,减轻心脏负担。

(3)高流量氧气吸入。

(4)给予镇静、平喘、强心、利尿和扩血管药物。

4. 静脉炎

(1)停止在存在静脉炎的静脉输液,并将该肢体抬高、制动。

(2)局部用50%硫酸镁溶液湿敷。

(3)出现感染,予以抗生素治疗。

5. 空气栓塞

(1)使患者呈左侧卧位和头低足高位,可使肺动脉的位置在右心室的下部,气泡于右心室内避开肺动脉入口,由于心脏跳动,分次少量进入肺动脉内。

(2)可用氨茶碱、阿托品解除支气管和血管痉挛及镇痛。

(3)出现心力衰竭或休克者,可使用去乙酰毛花苷丙、多巴胺、肾上腺素等。

【预防】

1. 选用质量良好的药物及输液器具。

2. 尽量避免多种药物联用。

3. 防止出现配伍禁忌。

4. 保持液体配制环境清洁。

5. 严格无菌操作。

6. 输液速度不宜过快。

7. 对血管存在刺激性的药物应充分稀释,长时间使用需更换注射血管。

8. 输液时排尽空气,并防止液体走空。

(李善友　郝岱峰)

十七、意识障碍

意识障碍是指人对周围环境及自身状态的识别和觉察能力出现障碍。按照严重程度,可分为嗜睡、意识模糊、谵妄、昏睡和昏迷。

【病因】

任何能够引起脑缺血、缺氧性改变的病变均有可能导致意识障碍。

1. 中枢神经系统病变　脑出血、脑缺血、蛛网膜下隙出血、脑肿瘤、脑震荡、脑炎、癫痫等。

2. 内分泌、代谢障碍　甲状腺功能亢进/减退、甲状腺危象、糖尿病酮症酸中毒、糖尿病非酮症高渗性昏迷、低血糖、贫血、肝性脑病、尿毒症脑病、透析失衡综合征、低/高钠血症、代谢性酸中毒等。

3. 呼吸、循环系统病变　呼吸衰竭、肺性脑病、心力衰竭、低血压、严重心律失常等。

4. 全身性感染　脓毒症、中毒性菌痢、伤寒等。

5. 外源性中毒　酒精、安眠药、一氧化碳、工业毒物或农药中毒等。

6. 物理性损害　热射病、触电、溺水等。

【临床表现】

1. 嗜睡　患者陷入持续的睡眠状态，可被唤醒，并能正确回答问题及做出各种反应，但当刺激去除后很快会再次入睡。

2. 意识模糊　患者能保持简单的精神活动，但对时间、地点、人物的定向能力发生障碍。

3. 谵妄　在意识模糊的基础上，出现感觉错乱、言语混乱或肢体躁动不安。

4. 昏睡　患者处于熟睡状态，一般刺激难以唤醒，强烈刺激下可被唤醒，但很快又再入睡。回答问题答非所问，不能正确做出相应反应。

5. 昏迷　是严重的意识障碍，按其程度可分为轻度昏迷、中度昏迷、深度昏迷。

（1）轻度昏迷：意识大部分丧失，无自主运动，对声、光刺激无反应，对疼痛刺激尚可出现痛苦的表情或肢体退缩等防御反应。

（2）中度昏迷：对周围事物及各种刺激均无反应，对于剧烈刺激可出现防御反射。角膜反射减弱，瞳孔对光反射迟钝，眼球无转动。

（3）深度昏迷：全身肌肉松弛，对各种刺激全无反应。深、浅反射均消失。生命体征不平稳。

【诊断】

根据临床表现和查体即可诊断,可辅助应用 Glasgow 昏迷评分。更重要的是明确意识障碍的病因,需要结合病史、体征及相关检查。

【辅助检查】

1. 生命体征。

2. 血常规、肝肾功能、电解质、血糖、血气分析、血氨、毒物药物检测、碳氧血红蛋白。

3. 血细菌培养及深静脉导管细菌培养。

4. 脑脊液穿刺。

5. 脑电图、头颅 CT 或 MRI。

【治疗】

1. 维持生命体征稳定　保持呼吸道通畅,吸氧,必要时气管插管或气管切开,机械辅助通气治疗;使用血管活性药物或降压、升压药物调控血压,稳定心律,维持有效循环。

2. 病因治疗　积极治疗原发病。

(1)如有中枢神经系统病变,应请神经内科或神经外科会诊,必要时行手术治疗。

(2)积极调控血糖(详见"血糖异常"章节);纠正贫血、水电解质平衡紊乱或酸碱失衡,必要时行血液透析治疗。

(3)去除感染病灶,全身抗感染治疗。

(4)通过胃肠灌洗、使用拮抗药物、高压氧等治疗,减少化学或物理因素造成的损伤。

3. 对症支持治疗

(1) 降温:用物理降温、冰帽低温保护治疗。

(2) 脱水降颅内压:颅内压增高患者,酌情给予甘露醇、甘油果糖、利尿药脱水降颅内压治疗。

(3) 脑代谢促进药物:ATP、辅酶 A、胞磷胆碱、神经节苷脂、依达拉奉等。

(4) 催醒药物:纳洛酮、醒脑静等。

(5) 制止抽搐:地西泮、苯巴比妥钠等。

(6) 加强营养支持:调整饮食结构,予鼻饲饮食或静脉营养支持。

(7) 加强护理:加强雾化、排痰等呼吸道护理,定时翻身,预防吸入性肺炎、坠积性肺炎、压疮等并发症。

【注意事项】

1. 意识障碍多源于中枢神经系统病变,有高血压、脑出血、脑梗死、颅脑创伤等的患者出现意识障碍时,应在既往病史的基础上重点排查中枢神经系统病变。

2. 创面修复外科中颅脑手术、脊椎手术等术后残余创面的患者,应注意预防局部感染向中枢系统的侵袭性感染。此类患者一旦出现意识障碍,应考虑中枢神经系统感染的可能。

3. 创面修复外科患者多伴有 2 型糖尿病且行胰岛素治疗,出现意识障碍时要首先考虑血糖问题;在开始胰岛素治疗、调整胰岛素用量、围术期等时期要注意防止血糖过高或过低。

4. 创伤修复外科患者多为长期卧床者,要注意防止体位骤变时体位性低血压引起的晕厥。

(褚万立　郝岱峰)

十八、癫痫发作

癫痫是慢性反复发作性短暂脑功能失调综合征,以脑神经元异常放电引起反复痫性发作为特征。癫痫是神经系统常见疾病之一,患病率仅次于脑卒中。

癫痫发作的诱因很多,发作后易出现意外损伤,临床上常见因癫痫发作导致的皮肤烫伤或外伤患者,或住院患者因发作导致的再次意外损伤。

【常见病因】

1. 先天性疾病　小头畸形、结节性硬化、脑-面血管瘤病、苯丙酮尿症、产伤等。

2. 后天获得性疾病　如脑外伤、颅脑手术后、中毒、炎症、感染、颅内肿瘤、心脑血管疾病、缺氧性脑病、代谢性脑病、热性惊厥等。

【临床表现】

1. 全面强直-阵挛发作　又称大发作,指全身肌肉抽动及意识丧失的发作。以产伤、脑外伤、脑瘤等较常见。强直-阵挛发作可发生在任何年龄,是各种癫痫中最常见的发作类型。

2. 单纯部分发作　是指脑的局部皮质放电而引起的与该部位的功能相对应的症状,包括运动症状、躯体感觉或特殊感觉症状、自主神经症状和体征、精神症状。

3. 复杂部分发作　又称精神运动发作,伴有意识障碍,发作后患者仍能回忆。

4. 失神发作 又称小发作,表现为短暂的意识障碍,而不伴先兆或发作后症状。

5. 癫痫持续状态 是指单次癫痫发作超过30分钟,或者癫痫频繁发作,总时间超过30分钟者。需紧急抢救。

【辅助检查】

1. 详细询问病史 既往有无发作病史,有无相关遗传性疾病、继发性心脑血管疾病、严重代谢性疾病、炎症、中毒病史等。

2. 常规检查 血、尿、便常规检查,以及血糖、电解质(钙、磷)测定。

3. 脑脊液检查 如病毒性脑炎时,白细胞计数增多,蛋白增高;细菌性感染时,还有糖及氯化物降低;脑寄生虫病,可有嗜酸性粒细胞增多;中枢神经系统梅毒,梅毒螺旋体抗体检测阳性;颅内肿瘤,可有颅内压增高,蛋白增高。

4. 血清或脑脊液氨基酸分析 可发现可能的氨基酸代谢异常。

5. 影像学检查 阳离子衍射断层摄影(PET),可以测量脑组织的糖和氧的代谢、脑血流和神经递质功能变化。

6. 神经电生理检查 脑电图,可显示异常放电信号及其部位。

【鉴别诊断】

1. 癔症 常由精神因素如生活事件、内心冲突、暗示或自我暗示等引起的精神障碍。

2. 非痫性肌阵挛 神经电生理检查可区别确定肌阵挛的性质。

3. 晕厥 大脑一时性缺血、缺氧引起的短暂的意识丧失。

4. 过度换气综合征 急性焦虑引起的生理、心理反应,患者会感到心跳加速、心悸、出汗、呼吸加快,引起呼吸性碱中毒等症状。

5. 偏头痛 多为一侧或两侧颞部反复发作的搏动性头痛,发作前可伴视觉、体觉先兆,发作时常伴呕吐。

6. 短暂性脑缺血发作 颈动脉或椎-基底动脉系统发生短暂性供血不足,引起局灶性脑缺血,导致突发的、短暂性、可逆性神经功能障碍。

【治疗原则】

1. 保持呼吸道通畅,立即将患者的头转向一侧,清除口中分泌物,防止吸入和窒息。使用压舌板以防舌咬伤,并有利于呼吸通畅。有气道阻塞者,及早行气管切开,机械通气。

2. 发作后立即对患者肢体进行制动,保护创面,避免继发意外损伤。

3. 快速建立静脉通道,保持输液通畅,评估心肺功能,维持正常血压。

4. 静脉注射抗癫痫药物终止抽搐,癫痫发作持续状态首选地西泮,常用剂量为 5~10mg,静脉滴注。

5. 立即对患者进行心电、血压、呼吸、脑电的监测,行血气分析、生化检查,查找发病原因并对症治疗。

6. 治疗脑水肿等并发症,应用广谱抗生素治疗和预防感染,纠正代谢紊乱如低血糖、低血钙、高渗状态及肝性脑病,并给予营养支持治疗。

7. 发作停止,神志清醒后,改为长期口服抗癫痫药物。

8. 明确病因后,积极治疗原发病,预防各种诱因的发生。

(张海军　郝岱峰)

十九、小儿高热惊厥

小儿高热惊厥是小儿常见的急症之一,发病年龄一般在1个月至6岁。其定义为在无颅内感染和其他导致惊厥的器质性或代谢性异常的情况下,因感染性疾病或其他疾病导致发热,当体温在38℃以上时,突然发生惊厥。

【临床表现】

1. 先有高热,后有惊厥,惊厥常发生于高热后6小时以内,一般不超过24小时。

2. 发作时间多在5分钟之内,多在10分钟内清醒。

3. 表现为阵发性四肢和面部肌肉抽动,多伴有两侧眼球上翻、凝视或斜视,神志不清。

4. 伴有口吐白沫或嘴角牵动,呼吸暂停,面色青紫,有时反复发作,甚至呈持续状态。

5. 持续反复惊厥者可出现脑水肿,表现为呼吸不规则,瞳孔两侧不等大、对光反应迟钝,可能出现早期呼吸衰竭或脑疝。

【辅助检查】

惊厥发作时脑电图检查有异常波形,退热1周后脑电图正常。

【诊断】

1. 年龄大小,惊厥初患儿体温的高低,有无高热惊厥史及家族中有无高热惊厥史。

2. 排除颅内感染及颅脑器质性病变。

3. 如患儿年龄在6个月至3岁,惊厥初体温39℃以上,过去有高热惊厥或家族中有高热惊厥史,一般情况较好,无明显中毒症状,惊厥发作仅1～2次,惊厥停止后神经系统无异常,热退后惊厥不再发作,即可诊断为高热惊厥。

【鉴别诊断】

1. **癫痫** 是由于中枢神经系统有异常放电而引起的综合征,有反复发作倾向,发作时意识丧失,表情发呆而凝视,眼球上窜,频频点头,四肢或躯干轻微抽动等,可发生于任何时间及地点。

2. **婴幼儿脑膜炎** 发热和惊厥同时存在,惊厥较重,反复发作,呕吐及意识障碍也较明显,可做脑脊液检查确诊。

3. **低钙性惊厥** 多见于婴幼儿,惊厥初起时不发热,惊厥后意识清楚,静脉注射钙剂后惊厥常立即停止。

4. **全身性代谢性紊乱引起的惊厥** 除低血钙外,低血镁、低血糖都是引起婴儿惊厥的常见原因。

【治疗】

任何惊厥都是急症,必须立即控制发作以减少脑损伤。

1. 保持呼吸道通畅并给予吸氧

(1)立即将患儿置于仰卧位,头偏向一侧,解松衣领、裤带,清除口、鼻、咽喉分泌物和呕吐物,以免发生吸入性肺炎和窒息。

(2)将包好的压舌板放入口腔内,以防舌咬伤。

(3)牙关紧咬者,不可强力撬开,以免损伤牙齿。

(4)予以面罩吸氧,避免鼻导管刺激加重惊厥。

2. 刺激穴位 掐人中,针刺百会等穴位,有时可停止惊厥发作。

3. 抗惊厥

(1)地西泮作用快,每次可用 0.3~0.5mg/kg,静脉缓慢注射,或肌内注射,总量不超过 10mg。6 个月以下小儿慎用,因可引起呼吸骤停。

(2)10% 水合氯醛 0.5ml/kg 保留灌肠。

(3)苯巴比妥每次 8~10mg/kg,一次总量不超过 100mg。

4. 迅速降温

(1)物理降温:室内电扇、空调降低室温,冰袋或冰枕置于头部,同时用温水或酒精轻擦四肢、颈部、腋窝、大腿根部。

(2)冷盐水灌肠:婴儿用 100~300ml,儿童用 300~500ml,温度 20℃左右,按普通灌肠法进行,慎用。

(3)药物降温:首选肌内注射或经静脉使用降温药

物,可使用赖氨匹林。

5. 急性脑水肿

(1)20%甘露醇每次5~10ml/kg,静脉滴注,每4~6小时1次。

(2)利尿药,呋塞米每次1~2mg/kg,肌内注射或静脉壶入。

(3)地塞米松,起始量2~6mg,以后每6小时用1~4mg,肌内注射或静脉壶入。

6. 惊厥症状控制后 给予苯巴比妥口服,每次3~5mg/kg,每日2~3次,维持用药至体温恢复正常,预防惊厥复发。

(李善友 郝岱峰)

附 录

一、常用创面外用药物

创面外用药物是指创面换药时外用的、发挥其特定作用的药物。创面外用药物可以影响创面的发展与愈合。主要分为抗感染类、促进愈合类、创面消毒类、中药制剂。

【抗感染类】

1. 磺胺嘧啶银 为磺胺类抗菌药,抗菌谱较广,对革兰阴性菌敏感。磺胺嘧啶的作用机制:其在结构上类似于对氨基苯甲酸(PABA),可与 PABA 竞争性地作用于二氢叶酸合成酶,从而抑制了以 PABA 为原料合成四氢叶酸,进而抑制细菌蛋白质的合成而起到抗菌的作用。本品所含银盐具收敛作用,使创面干燥、结痂和早期愈合,因此本品具有磺胺嘧啶和银盐的双重作用。

本品自局部吸收后可发生以下不良反应:①肾损害。磺胺嘧啶和其乙酰化物的溶解度小,在尿液偏酸时更易析出结晶,损伤肾小管及尿路上皮细胞而引起结晶尿、血尿、腰痛,严重时可引起少尿、尿痛,甚至尿毒症。②变态反应。较为常见,可表现为皮疹、皮炎、药物热、肌肉疼痛、血清样变等。③血液系统反应。可发生粒细胞减少、血小板减少、再生障碍性贫血等。④肝损害。可发生黄疸、肝功能减退等。⑤胃肠反应。较轻微,可见恶心、呕吐、腹泻等。

2. 磺胺嘧啶锌　磺胺嘧啶具有抑菌性能,且加入的锌能破坏细菌的 DNA 结构,亦具有抑菌作用,所以其对革兰阴性菌、革兰阳性菌具有良好的抑制效果。其抗菌活性不如磺胺嘧啶银,但该药为创面修复提供了必要的锌离子,有利于创面愈合。

该药局部吸收后可引起以下不良反应:①过敏反应。较为常见,可表现为药疹,严重者可发生渗出性多形红斑、剥脱性皮炎和大疱表皮松解萎缩性皮炎等。②中性粒细胞减少或缺乏症、血小板减少症及再生障碍性贫血。患者可表现为咽痛、发热、苍白和出血倾向。③溶血性贫血及血红蛋白尿。④高胆红素血症和新生儿核黄疸。⑤肝脏损害。可发生黄疸、肝功能减退,严重者可发生急性肝坏死。⑥肾脏损害。

3. 莫匹罗星　是细菌氨酰-tRNA 酶抑制剂,对革兰阳性菌有较强的抑制作用,对部分革兰阴性菌也有抑制作用。其药物不良反应主要为局部的烧灼感、刺痛感及瘙痒等。其剂型主要为膏剂和喷剂。

4. 硝酸银　抗菌谱较广,对各类革兰阳性菌及革兰阴性菌均具有良好的抑菌效果,且不易产生耐药性,亦无明显毒性及不良反应。

【促进愈合类】

1. 重组人表皮生长因子　由基因表达及蛋白纯化技术获得的重组人表皮生长因子的活性和功能与天然产物一致,可促进动物皮肤创面组织修复过程中DNA、RNA 和羟脯氨酸的合成,加速创面肉芽组织的生成和上皮细胞的增殖,从而缩短创面的愈合时间。适用于皮肤烧烫伤创面、供皮区创面及各类慢性溃疡创面等的治疗。其临床使用制剂主要为重组人表皮生长因子外用溶液剂、重组人表皮生长因子外用凝胶。除有促进某些肿瘤细胞生长的作用外,无其他明显不良反应。

2. 成纤维细胞生长因子 成纤维细胞生长因子的作用是促进内皮细胞增生和肉芽组织生长,刺激胶原酶的表达,增加上皮化,进而加快组织的肉芽组织填充和上皮化。

3. 粒细胞巨噬细胞生长因子 是一种作用广泛的具有多重活性的细胞因子,它可以通过调节巨噬细胞、中性粒细胞、内皮细胞、上皮细胞及成纤维细胞的增殖和活化而促进创面愈合。

【创面消毒类】

1. 创洁夫 本品以银离子为主要杀菌因子,并配以过氧化氢。本品杀菌谱广,杀菌力强,并能快速清除创面的污物及残留的敷料或药物。银离子有良好抗菌作用;过氧化氢能形成氧化能力很强的自由羟基,对细菌的细胞膜产生氧化作用,破坏其蛋白质的基础分子结构,达到杀菌的目的;二者有效结合,协同作用,从而使本品具有优秀的双重杀菌机制。

2. 百克瑞 为复合溶葡萄球菌酶消毒剂,是以葡萄球菌酶、溶菌酶、醋酸氯己定为主要成分的消毒剂,其中前两种成分为主要杀菌成分,可杀灭常见的各类球菌,但需至少5分钟以上的作用时间。其主要不良反应为过敏反应。

【中药成分】

中医学对创面的治疗积累了一定的经验,各类创面外用中药制剂的主要成分为生地黄、大黄、黄柏、牡丹皮、苍术、防风、延胡索、白及、麻油、獾油、黄芩、冰片等,具有清热解毒、活血化瘀、消肿止痛、杀菌消炎、除腐生新、收湿敛创、促进肉芽组织及皮缘快速生长的作用。各类制剂的种类较多,所含中药成分各不相同,但对其作用机制的研究尚不深入。

【其他制剂】

康复新液为美洲大蠊干燥虫体提取物。具有抗炎、消肿、通利血脉、养阴生肌的作用。能显著促进肉芽组织生长,促进血管新生,加速坏死组织脱落,迅速修复各类溃疡及创伤创面。

(张海军　郝岱峰　李善友)

二、常用创面换药敷料

创面敷料是指创面换药时应用的,具有一定治疗作用的包扎覆盖材料。传统的创面换药主要以纱布作为干性敷料,凡士林纱布或含中草药成分的油性纱布作为湿性敷料。现代新型伤口敷料发展迅速,功能丰富,又称功能性活性敷料,在创面修复外科得到了广泛应用。

【新型敷料特点】

1. 具有皮肤生物替代作用,形成物理屏障,防止创面干燥和体液、热量丢失。

2. 维护创面愈合微环境稳定。

3. 缓释抗菌成分,控制创面感染。

4. 促进创面肉芽组织增生和修复。

5. 引流吸附创面渗液,避免创面分泌物积聚。

6. 敷料与创面不易粘连,避免换药痛苦和新增生组织损伤。

【功能分类】

1. 抗菌型敷料 目前国内主要为含银敷料,与水分或伤口渗液接触后可释放出银离子,银离子可使细菌的酶蛋白沉淀而失去活性,从而终止细菌的代谢和生长,因此具有广谱杀菌能力,且无耐药性。纳米银敷料具有银离子缓释作用,可有效控制伤口感染,临床应用广泛。

2. 止血型敷料 传统外用止血材料多为吸收性明胶海绵。新一代止血敷料成分可分为两类,一种是天然植物提取的再生纤维素,另一种是医用动物性蛋白海绵。新型止血敷料遇水遇血溶解为透明凝胶状,组织黏附力强,可通过黏附封闭堵塞作用和激活凝血因子等方式快速止血,换药或术中使用起效迅速,可在体内完全吸收,分解产物为水和二氧化碳。

3. 吸水型敷料 通过物理结构特点产生吸附引流作用,促进创面渗出液向外层敷料传导,避免创面渗液和分泌物积聚,有利于维持创面愈合微环境稳定并减轻感染症状。常见成分为活性炭纤维材料或聚氨酯高分子材料,具有高度的渗液吸收能力,避免伤口粘连,常具有一定厚度,可缓冲外界压力。

4. 促生长型敷料 敷料自身具有诱导组织再生、修复缺损的作用,可分为胶原蛋白海绵类和促生长药物类。胶原蛋白海绵类敷料可用于填塞残腔,作为组织支架诱导成纤维细胞长入,适用于修复深度组织缺损;促生长药物类敷料中含有成纤维细胞生长因子或次没食子酸铋、龙脑等药物成分,能直接刺激组织增生。

5. 仿生型敷料 模拟皮肤组织的屏障作用,保持创面湿度和温度,维护细胞自我修复的生理环境,利于保全间生态组织。主要包括异种脱细胞真皮基质和水凝胶敷料(高含水量的亲水性聚氨酯聚合物)两类。有少量吸收渗液的能力,不粘伤口,容易去除。

6. 抗瘢痕型敷料 常见成分为硅酮凝胶,属医用高分子材料,透明柔韧,黏附力强,具有良好的保湿、透气作用,可抑制瘢痕组织内成纤维细胞增生,减少和预防瘢痕形成,促进瘢痕软化变平,减轻色素沉着。

7. 功能混合型敷料 目前临床已可见到集抗菌、吸水、自粘等多种功能于一体的创面敷料,多为进口材质,虽价格相对昂贵,但临床应用效果较好。

【适应证】

1. 各种急慢性皮肤软组织缺损创面包扎换药。
2. 慢性窦道或瘘管填塞引流换药。
3. 清创或植皮、皮瓣术后包扎。
4. 持续封闭式负压引流治疗内层覆盖物。

【应用技巧】

1. 应用各类换药敷料进行包扎前,需常规创面消毒清创,尽可能去除坏死组织。
2. 换药敷料常需与创面外用药物联合应用,以增强疗效。

3. 不同阶段创面需采用不同功能的敷料覆盖包扎,如急性创面早期以促进引流吸附渗出类敷料为主,中期以抗菌型敷料为主,后期以促生长型敷料为主。

4. 临床换药时常需多种不同功能型敷料联合应用,以同时达到抗菌、防粘、引流、促生长等多种治疗目的。

5. 常用敷料组合,由创面向外依次为促生长敷料、含银敷料、吸水型敷料等。

(张海军 郝岱峰 李善友)

三、术前评估及围术期处理

患有慢性难愈创面的患者一般都罹患不同的基础疾病,全身情况不良,病情复杂,故术前需要充分的评估,并注意加强围术期处理。

【术前评估】

1. 病史　了解患者既往病史,请相关科室会诊指导,判断有无明显手术禁忌证。

2. 生命体征　全麻手术可极大地影响患者的生命体征,如患者心率大于 100 次/分或小于 60 次/分、心律明显异常、血压异常或血氧饱和度低于 90%,那么手术的风险就会大大增加,需要寻找异常原因并予以处理。

3. 心肺功能

(1)肺:术前常规检查 X 线片,必要时查 CT。如患者处在肺部感染期,那么全麻手术就有极大可能出现拔管困难,可行相关内科诊治后择期手术;如为急诊手术,则联系重症监护室准备呼吸机。

(2)心脏:术前常规检查心电图及超声心动图。如患者心功能差,心律及心率明显异常,甚至有心肌梗死存在,则需请心内科及麻醉科医师评估全麻手术风险,如风险过大则不建议手术。

4. 营养状况 术前通过检查血红蛋白、尿素氮及肌酐、血白蛋白、前白蛋白、BMI值,以及患者脂肪厚度、近期进食情况等评估患者营养状况,最终制定个性化营养及支持方案,改善营养状况,为手术做准备。

5. 创面情况 通过评估患者创面感染情况、创面大小及深度、创面性质(自身免疫性创面、癌性创面、静脉性溃疡等)来完善术前准备,决定手术方式,具体细则见相关章节。

6. 患肢血液循环情况 如糖尿病足病患肢血供差,需到糖尿病足工作室行血管及神经检查,查血管超声及CTA,根据检查结果决定手术方案。

7. 其他 针对长期卧床的患者或老年患者,一般建议术前常规行双下肢静脉血管超声检查,明确有无深静脉血栓。

【围术期处理】

1. 治疗原发病。

2. 如患者因高血压、心律失常长期口服药物治疗,则手术当日早晨应继续口服原有药物,如果是全麻手术,药物可用少量清水送服,以避免围术期尤其是麻醉前血压过高、心律失常发作等。

3. 如有肺部感染或趋势，则术前术后给予雾化吸入、抗感染、排痰治疗。术后如拔管困难，可行呼吸机支持治疗。

4. 严格控制血压、血糖等指标。

5. 改善胃肠道功能，营养支持治疗。

6. 如创面感染严重，可加大抗感染力度及缩短换药间隔，或术前以封闭式负压吸引治疗改善创面情况；如创面植皮条件不佳，术前需要培养创基；如创面为静脉性溃疡，则需在术前术后行消肿、促静脉回流等治疗；如创面为自身免疫性创面，则需在术前及术后行激素治疗。

7. 患肢血液循环不佳的创面，需要在术前及术后行改善微循环治疗，常用药物为前列地尔、西洛他唑、阿司匹林等；如动脉闭塞，可考虑行血管介入治疗。

（褚万立　李　涛　郝岱峰）

四、营养支持

营养支持是维持与改善器官、组织、细胞的功能和代谢的重要措施。在慢性难愈创面患者中，很多创面愈合困难与患者自身的营养不良息息相关，所以在处理创面的同时，全身的营养支持也至关重要。

【适应证】

1. 长期慢性消耗或长期摄入量不足的患者。

2. 患者因创面较大，蛋白质等流失较多。

3. 高分解状态，如大面积烧伤、严重复合伤、感染等。

4. 胃肠道吸收功能障碍。

5. 因消化道损伤、梗阻或为防止粪便污染肛周术区等肠内营养受限者。

【营养途径】

1. 肠内营养 可通过口服、鼻饲或空肠造口喂养等途径予以肠内营养乳剂,进行营养支持治疗。注射器注入营养液通常每日 6～8 次;输液管滴注速度 10ml/min,每日 4～6 次。

2. 肠外营养

(1)经外周静脉:通常适用于需短期(<2 周)肠外营养者。营养液渗透压低于 1 200mOsm/LH_2O。

(2)经中心静脉:肠外营养超过 2 周、营养液渗透压高于 1 200mOsm/LH_2O。

【营养支持剂量】

1. 成人热能需求一般为每日 20～25kcal/kg,严重烧伤、创伤患者每日需 35～40kcal/kg。

2. 按供给能量来源配比,碳水化合物 55%～65%,脂肪 20%～30%,蛋白质 10%～15%。

3. 一般患者热氮比需控制在 150～190kcal：1gN,严重应急代谢紊乱的患者需控制在 100～150kcal：1gN。每含 1g 氮相当于 6.25g 蛋白质。

4. 肠外营养的最佳方式是 All In One,即氨基酸、葡萄糖、脂肪乳全合一配制。

5. 请营养科会诊,进一步调整治疗。

例如,一肠外营养的中度应急患者,体重为 60kg,每日所需热能约为2 000kcal,按热氮比150∶1,所需氮量约为13g,1 200kcal的葡萄糖(1g 葡萄糖供能4kcal,折合成50%的GS为600ml),800kcal的脂肪乳(1g 脂肪乳供能9kcal,所需脂肪乳约90g);同时,根据患者情况补充电解质及维生素等。

【并发症】

1. 肠内营养并发症

(1)腹泻:发生率为5%~30%,原因为菌群失调或与肠道对营养液耐受差有关。

(2)恶心、呕吐:发生率为10%~20%,因营养乳异味或与输注速度过快有关。输入时可从小量开始,将营养乳剂温度控制在37℃左右。

2. 肠外营养并发症

(1)机械性并发症:穿刺过程中误伤动脉及神经,或插管时造成静脉栓塞。

(2)感染性并发症:导管感染、营养液污染等。

(3)代谢性并发症:输入高渗葡萄糖后导致高血糖;或长期过量补充葡萄糖,缺乏必需脂肪酸,导致肝脂肪变性等。

【经验及建议】

1. 对于心力衰竭患者,注意补液速度及控制摄入量,以防加重心脏负担。

2. 长期进行肠外营养的患者,及时补充微量元素及维生素,并关注其电解质的变化。

3. 对于糖尿病患者,应挑选低血糖指数配方的营养乳剂,有利于糖尿病患者血糖的控制。

4. 尽可能选用肠内营养支持治疗，可降低感染风险。

（褚万立　赵景峰　冯　光）

五、超声造影技术

超声造影又称声学造影，是利用造影剂使后散射回声增强，从而明显提高超声诊断的分辨力、敏感性和特异性的技术。

【技术背景】

软组织损伤的影像学检查主要有 CT、MRI、PET 和超声。

CT、MRI 和 PET 成像清晰，但费用高昂，且造影剂或同位素对机体有一定危害。

超声成像具有无创、快速实时和费用低廉等优点，能够直观动态地观察病灶的边界、大小及血流等信息，但其图像清晰度和对比度较低，难以辨别小病灶的性质，因而确诊率不高。

通过向血液注射由惰性气体和脂质外壳构成的造影剂微泡，以获取描述血流灌注过程的动态高对比度超声图像，较大程度地提升了超声成像仪的诊断能力。

【成像原理】

血细胞的散射回声强度比软组织低 1 000～10 000 倍，在二维图表现为"无回声"，对于心腔内内膜或大血管的边界通常容易识别。但由于混响存在和分辨力的限制，有时心内膜显示模糊，无法显示小血管。超声造影是通过造影剂来增强血液的背向散射,使血流清楚显示,从而达到对某些疾病进行鉴别诊断目的的一种技术。由于在血液中的造影剂回声比心壁或血管壁更均匀,而且造影剂是随血液流动的,所以不易产生伪像。

【超声造影剂】

超声造影剂不同于其他的非侵入性检查中所使用的示踪剂,它有自己独特的属性。它不像CT或MRI造影剂能够被组织所摄取,微泡造影剂能完全存在于血管内,不扩散到组织间隙,所以它们是不影响局部或全身血液流动的。微泡可通过肺循环排出体外,对人体损伤几乎为零。理想的靶向超声造影剂需达到以下几点要求:直径450~700nm,能够流经靶区;循环半衰期长,且在靶区停留时间长;能与目标区的表面抗原决定簇进行选择性和敏感性结合;造影剂与靶位的结合应牢固,且结合到靶位上的造影剂在超声检查过程中保持稳定;用量少;毒性小;具有携带治疗药物或基因的潜力。

【超声造影剂发展史】

自1968年Gramiak向心腔内注射靛氰蓝绿使心腔显影起,早期的声学造影法也由此产生,而靛氰蓝绿也成为最早期的造影剂,造影剂的发展经历了三个阶段。

第一代超声造影剂为空气或氧气,壳为变性白蛋白等,由于空气和氧气的溶解度较大,所以既不能经静脉注射也不能通过肺循环,只能通过心导管插入主动脉或心腔内,从而使心肌显影,并且微泡在血液循环中持续时间极短,因此应用不是很广泛。

第二代超声造影剂核心为碳氟类气体,主要为全氟化碳,为惰性气体,稳定性好,不易扩散,在血液中溶解度低,因此在血管内停留时间长,更能满足实际需要。

第三代是在微泡造影剂上连接一些抗体、配体及多肽分子,与体内特定细胞进行结合,用作靶向分子成像与治疗。同时,微泡还能将自身所携带的基因或药物定向、定量释放,从而发挥治疗作用,现在已经成为超声造影研究的热点。第三代造影剂也称为靶向超声造影剂,即超声分子探针,是实现超声分子显像的关键之一。靶向超声造影剂能与体内特异性配体结合,通过血液循环靶向积聚到特定的目标组织、细胞上,从而使目标组织在超声影像中得到特异性的"标记"增强。

【**超声造影技术临床应用**】

超声造影技术在创面修复领域的临床应用。

1. 炎症显像 国内有学者将磷脂酰丝氨酸与超声造影剂相结合,经外周血管注入动物体内,以研究炎症区造影剂所反映的微血管的生物学行为。结果显示,结合造影剂可靶向到达活性白细胞区,使炎症区显影明显,从而使无创性评估炎症的存在及严重程度成为可能。

2. 血栓显像 超声造影剂靶向于纤维蛋白或血小板已经提高了超声检测血管血栓的诊断准确性。国外学者的研究表明,结合阿昔单抗的靶向造影剂可提高急性动脉血栓栓塞体外、体内模型中血凝块的显影。潜在的临床应用是广泛的,可应用于下肢动脉血栓性溃疡患者的治疗。

3. 软组织显像 超声造影在浅表软组织中的应用

也十分广泛。超声应用于浅表软组织中已经有多年的历史了,主要应用于骨骼肌损伤、肌腱及韧带损伤、浅表软组织肿物的诊断及鉴别诊断。临床上,常规超声检查常是诊断骨骼肌损伤及发现软组织肿物的主要手段,但是其对骨骼肌损伤的修复程度及软组织肿物的良、恶性的判断仍需进一步的研究。超声造影可以实时动态监测骨骼肌的微循环情况及损伤后因毛细血管增生导致的微循环改变。

(张海军 郝岱峰)

六、常用外科缝线

外科缝线的作用为保持伤口闭合,并在伤口处于最脆弱的时间内支持伤口愈合。理想的缝线应具备以下几个特点:无菌、操作方便、组织反应小、抗张强度大、打结牢靠、可吸收或吸收可预知、能用于任何手术。

【相关概念】

1. 美国药典(USP) 是负责设置缝线生产和包装标准的机构。

2. 张力强度 将缝线从其横切面断裂所需要的力量;确定不同张力强度的标准用"数值-零"表示。

3. 弹性强度 指缝线在被拉伸后恢复原始状态和长度的内在能力;可使缝线因伤口水肿而膨胀,但不勒紧和撕裂伤口,使缝线在伤口收缩后恢复原状并保持伤口边缘闭合。

4. 组织反应 是因异体物质引起的炎症反应。反应峰值出现在第 2~7 日。

【缝线分类】

1. 根据能否吸收

(1)可吸收缝线:可被酶消化或被组织液水解的缝线,如肠线、人造聚合物制成缝线。

(2)不可吸收缝线:亚麻线、丝线、棉线、聚合物制成缝线。

常用可吸收缝线

材料	结构	张力强度	结	结牢固性	组织反映	吸收时间	应用
手术肠线	纽织	7~10 日	中	差	明显	6~8 周	皮下缝合
手术肠线快速吸收	纽织	7~10 日	中	差	中等	3~6 周	皮下缝合
手术肠线镀铬	纽织	21~23 日	差	差	中等	8~10 周	皮下缝合
Peterglydv 派格力(薇乔)	编织	63%(14 日) 12%(21 日) 0 (50~80 日)	好	好	微小	8~10 周	皮下缝合 血管缝合
Optime 欧派力(快微乔)	编织	0 (21 日)	好	好	微小	6 周	黏膜缝合 真皮缝合
聚乙醇酸 DEXON	编织	50%(21 日)	好	好	微小	7~14 周	皮下缝合 血管缝合

续表

材料	结构	张力强度	结	结牢固性	组织反映	吸收时间	应用
普迪思 PDS II	单股	70%(14日) 50%(28日) 25%(42日)	中	好	微小	26周	张力区域下的皮下缝合 血管缝合
单乔	单股	60%~70%(97日) 30%~40%(14日)	好	好	微小	3~17周	皮下缝合 皮肤缝合
合成编制	编织	90%(42日) 80%(90日)	好	差	微小	>18周	四肢缝合 长期缝合

常用的不可吸收缝线

材料	类型	张力强度	结	组织反映	应用
棉花	纽织	中等	好	显著	不推荐
丝线,尼龙	编织/纽织	无(365日)	极好	中等	黏膜表面血管缝合
福来欧 FILAPEAU 爱惜良 ETHICON	单股	20%/每年	普通	微小	皮肤缝合
美外 DERMALON	单股	20%/每年	好	微小	皮肤缝合
美外 SURGILON	编织	好	好	微小	皮肤缝合
美外 NUROLON	编织	好	好	微小	皮肤缝合

续表

材料	类型	张力强度	结	组织反映	应用
可柔 COROLENE 派米欧 PREMIO 普理灵 PROLENE	单股	永久	好	微小	血管吻合
聚酯 SURGILENE	单股	永久	好	微小	皮下缝合
MERSILENE	编织	不确定	很好	微小	皮下缝合
卡迪澳 CARDIOXYL 爱惜邦 ETHIBOND	编织	不确定	很好	微小	皮下缝合
不锈钢丝	单股	不确定	差	很低	腿部缝合,肌腱修复,皮内缝合

2. 根据编织工艺

(1)单股:物理结构单一,外表面、横截面均匀一致。

(2)多股(编织):由小的单纤维线编织成或缠绕成；普遍具有理想的强度、高弹性和可操作性的特性；覆膜或进一步处理以使它们更易于操作。

3. 根据材质 可分为生物制品和化学合成等。

【缝线型号】

1. 不同地区对外科缝线型号的定义不同

(1)在欧洲,缝线的型号是按照米制来编号,常见缝线由粗到细命名为 3.5、3.0、2.5、2.0……最小直径分别是 0.35mm、0.30mm、0.25mm、0.20mm……

(2)按照美国的编号,这些线分别命名为 0、2-0、2-0/T、3-0……

(3) 按照中国编号,则分别叫 7 号线、4 号线(2-0 和 2-0/T 都叫 4 号线)、1 号线……

2. 对化学合成线都采用 USP 标示 用"N/0"表示,N 值越大,表示缝线越细;比 1/0 更粗的线叫 1 号线,2 号线……

在实际工作中,丝线(简称"线")通常用中国编号,而其他合成缝线使用美国编号。

【缝线选择】

1. 伤口达到最大强度时,就不再需要缝线。
2. 须用不吸收缝线或时效较长的可吸收缝线来缝合愈合缓慢的组织(如皮肤、筋膜、肌腱等)。
3. 选用可吸收性缝线来缝合愈合较快的组织(如胃、结肠、膀胱等)。
4. 组织内存在异物可使污染转变为感染。在缝合污染伤口时,避免使用多纤维缝线,改用可吸收性缝线。
5. 在高浓度类晶体溶液内,任何异物都可能促使沉淀和结石形成。在泌尿道和胆道手术中,应使用可吸收性缝线。
6. 在强调美观的部位,应注意精确而又较长时间地对合组织,避免应用各种刺激物。使用最细的、无反应的单纤维缝合材料(如尼龙、聚丙烯)。尽可能同时缝合皮下组织。
7. 关于缝线型号的选择。使用与缝合组织天然强度相匹配的最细缝线。如创口在术后有遭受压力突然增高的危险,应加用减张缝线,一旦这种危险消除,即可拆除减张缝线。

(陈泽群)

七、常用泵入药物一览表

药 名	配 制	使用剂量	应 用	不良反应	注意事项和禁忌
肾上腺素 (1ml:1mg)	体重(kg)×0.3,加NS稀释至50ml,1ml/h=0.1μg/(kg·min)	初始剂量 1ml/h 常用剂量 1~10ml/h	心脏骤停的抢救和过敏性休克的抢救,也可用于其他过敏性疾病,如支气管哮喘、荨麻疹的治疗	有头痛、烦躁、失眠、面色苍白、无力、血压升高、震颤等不良反应	禁与碱性药物配伍
去甲肾上腺素 (1ml:2mg)	体重(kg)×0.3,加NS稀释至50ml,1ml/h=0.1μg/(kg·min)	初始剂量 1ml/h 常用剂量 1~20ml/h	用于治疗急性心肌梗死、体外循环等引起的低血压;血容量不足所致的休克、低血压,或嗜铬细胞瘤切除术后的低血压	应用去甲肾上腺素并不表现出明显的增加心排血量和加快心率的效果,有时可可反射性地引起心率减慢,甚至头痛、高血压、低心率	室性心动过速、心室颤动、闭塞性血管炎患者,以及老年人、小儿慎用

续表

药 名	配 制	使用剂量	应 用	不良反应	注意事项和禁忌
异丙肾上腺素 (2ml : 1mg)	体重（kg）× 0.03 加 NS 稀释至 50ml，1ml/h＝ 0.01μg/(kg·min)	初始剂量 1ml/h 以目标心率为终点	治疗心源性或感染性休克、完全性房室传导阻滞、心脏骤停	头晕、目眩、面潮红、恶心、心率增快、多汗	高血压、甲亢、心绞痛、心肌梗死等冠心病慎用
硝普钠 (10ml : 50mg)	50mg 硝普钠， 用 5%GS 稀释至 50ml	初始剂量为 1.2ml/h，每 5 分钟监测 1 次血压，根据血压及时调整用量，建议每次调整剂量为 0.6ml/h，血压控制目标根据年龄、既往血压等情况而定	常用于高血压危象、高血压脑病、心力衰竭等；用于低排高阻型心功能不全患者；体外循环心脏手术后患者，末梢循环不良时可加用硝普钠改善组织灌注	短期应用适量不产生不良反应，但其代谢最终产物为氰化物，大量使用应注意氰化物中毒；突然停药可产生血压剧烈反跳；其他不良反应主要有恶心、呕吐、头晕、头痛等	孕妇、老年人慎用；脑血管或冠脉供血不足慎用，颅内压增高时有增加颅内压的危险

· 324 ·

续表

药 名	配 制	使用剂量	应 用	不良反应	注意事项和禁忌
多巴胺 (2ml：20mg)	体重(kg)×3,加NS稀释至50ml，1ml/h=1μg/(kg·min)	初始剂量5μg/(kg·min) 常用剂量1~20μg/(kg·min)	①小剂量[<5μg/(kg·min)]时,以兴奋多巴胺受体为主,产生肾脏血管、肠系膜血管、冠状动脉、脑血管等内脏血管扩张作用,肾血流量增加,尿量增加。②中剂量[5~10μg/(kg·min)]时,多为β受体兴奋作用,使心肌收缩力加强、心排血量增加,收缩压升高,心率加快。③用量>10μg/(kg·min)时,以兴奋α受体为主,使外周血管及内脏血管收缩,血压升高	常见的有胸痛,呼吸困难、心悸、心律失常(尤其用大剂量)、全身软弱无力感、心跳缓慢、头痛、恶心、呕吐者少见	嗜铬细胞瘤、闭塞性血管病(动脉栓塞、动脉硬化、粥样血栓)、闭塞性脉管炎、肢端循环不良慎用
盐酸艾司洛尔注射液 (2ml：200mg)	10支(共2g,20ml),加NS稀释至50ml	首先给予0.5mg/kg的负荷量(1分钟静脉推注),然后按照0.05~0.2mg/(kg·min)持续静脉泵注	用于心房颤动、心房扑动时控制心室率,围术期心动过速和(或)高血压	常见不良反应为低血压	持续、反复监测血压,及时调整用量

续表

药名	配制	使用剂量	应用	不良反应	注意事项和禁忌
中性胰岛素 (10ml:400IU)	1.25ml(50U),加NS稀释至50ml,即1ml=1U	初始速度设定为1U/(kg·h),根据血糖监测结果进行调节	糖尿病酮症酸中毒、高血糖非酮症高渗性昏迷;严重感染、外伤、大手术后应激状态	过敏反应、低血糖反应;长期注射可能导致注射部位脂肪组织萎缩或增生	胰岛素过敏禁用,小儿及老年人用药需谨慎,注意至少每小时监测血糖
氨茶碱 (10ml:250mg)	500mg,加NS稀释至50ml	初始速度设定为2ml/h,根据病情可进一步调节	用于支气管哮喘,也可用于心源性哮喘,胆绞痛等	静注过快或浓度过高可有恶心、呕吐、心悸,血压下降和惊厥	急性心肌梗死、低血压,严重冠状动脉硬化患者忌用
生长抑素 (2ml:3mg)	首剂3mg iv 入壶;后3mg加NS稀释至50ml	初始速度设定为4ml/h,根据情况调节用量	急性食管静脉曲张出血,急性胃或十二指肠溃疡出血、急性糜烂性胃炎或出血性胃炎	恶心、眩晕、呕吐	

(褚万立 李善友 郝岱峰)

八、创面修复外科常用药物简表

类别	药名	用法与用量	注意事项
降压药	卡托普利片	12.5mg 口服 q12h	过量可致低血压,应立即停药,并扩容以纠正 当他汀类药物与环孢素、纤维酸衍生物、大环内酯类抗生素(包括红霉素)、康唑类抗真菌药或烟酸合用时,发生肌病的危险性增加
	比索洛尔片	5mg 口服 1/日	心动过缓,低血压 水杨酸盐毒性[剂量大于 100mg/(kg·d)、超过 2 日可导致毒性]可能导致慢性中毒,以及潜在的威胁生命的急性中毒(过量),儿童偶然摄入导致中毒
	琥珀酸美托洛尔缓释片	47.5mg 口服 1/日	心动过缓
	酒石酸美托洛尔缓释片	12.5mg 口服 1/日	心动过缓
	螺内酯	20~40mg 口服 2/日	高钾血症
	托拉塞米胶囊	10mg 口服 1/日	

续表

类别	药名	用法与用量	注意事项
降压药	呋塞米片	20~40mg 口服2/日	低钾血症
	硝苯地平控释片	30mg 口服2/日	防止低血压
	厄贝沙坦片	150mg 口服1/日	
降糖药	阿卡波糖	50mg 口服3/日	当过量的阿卡波糖片与含碳水化合物的食物或饮料一起服用时,会发生严重的胃肠胀气和腹泻
	格列喹酮片	30mg 口服3/日	防止低血糖发生
	盐酸二甲双胍片	0.85g 口服3/日	本品首选用于单纯饮食及体育运动不能有效控制的2型糖尿病,特别是肥胖的2型糖尿病
改善微循环类药	前列地尔注射液	一次10μg,加入100ml氯化钠注射液中,静脉滴注1/日	避免与血浆增容剂(右旋糖酐、明胶制剂等)混合
	西洛他唑胶囊	100mg 口服2/日	
	贝前列素钠片	40μg 口服3/日	
	盐酸罂粟碱注射液	30mg 肌内注射2/日	

续表

类别	药名	用法与用量	注意事项
营养神经类药	脑苷肌肽注射液	一次10~20ml，加入300ml氯化钠注射液中或5%葡萄糖注射液中，静脉滴注1/日	不宜与氨基酸输液同用
	单唾液酸四己糖神经节苷脂钠注射液	20~40mg 肌内注射1/日	
镇静镇痛药	盐酸美金刚片	10mg 口服1/日	
	盐酸舍曲林片	25mg 口服1/晚	常见不良反应，如嗜睡、胃肠不适（如恶心和呕吐）、心动过速、震颤、激越和头晕
	阿普唑仑片	0.8mg 口服1/晚	出现持续的精神错乱、严重嗜睡、抖动、语言不清、蹒跚、心跳异常减慢、呼吸短促或困难、严重乏力。超量或中毒宜及早对症处理，包括催吐或洗胃，以及呼吸循环方面的支持疗法；中毒出现兴奋异常时，不能用巴比妥类药

续表

类别	药名	用法与用量	注意事项
镇静镇痛药	地西泮片	5mg 口服 1/晚	出现持续的精神错乱、严重嗜睡、抖动、语言不清、蹒跚、心跳异常减慢、呼吸短促或困难、严重乏力。超量或中毒宜及早对症处理,包括催吐或洗胃,以及呼吸循环方面的支持疗法,苯二氮䓬受体拮抗药氟马西尼可用于该类药物过量中毒的解救和诊断
	艾司唑仑片	2mg 口服 1/晚	过量可出现持续的精神紊乱、嗜睡深沉、震颤、持续的说话不清、站立不稳、心动过缓、呼吸短促或困难、严重的肌无力。超量或中毒宜及早对症处理,包括催吐或洗胃,以及呼吸循环系统的支持疗法。如有兴奋异常,不能用巴比妥类药。苯二氮䓬受体拮抗药氟马西尼可用于该类药物过量中毒的解救和诊断

续表

类别	药名	用法与用量	注意事项
脏器保护类药	注射用磷酸肌酸钠	1g 加入 100ml 生理盐水中,静脉滴注 2/日	慢性肾功能不全患者禁止大剂量(5~10g/d)使用本品
	异甘草酸镁注射液	0.1g 加入 10% 葡萄糖注射液 250ml 中,静脉滴注 2/日	严重低钾血症、高钠血症、高血压、心力衰竭、肾衰竭的患者禁用
	奥美拉唑镁肠溶片	40mg 口服 1/日	
营养支持类药	瑞代肠内营养乳剂(TPF-D)	500ml 鼻饲 1/日	糖尿病及应激性高血糖适用型营养产品
	瑞高肠内营养乳剂(TP-HE)	500ml 鼻饲 1/日	低蛋白血症及烧伤适用型营养产品
	瑞能肠内营养乳剂(TPF-T)	500ml 鼻饲 1/日	肿瘤/呼吸系统疾病适用型免疫营养产品
止血药物	注射用尖吻蝮蛇血凝酶	1~2U 静脉注射、肌内注射或皮下注射,也可局部用药,间隔 6 小时 1 次	有血栓病史者禁用

(褚万立　付顺来　李涛)

九、创面修复外科常用实验室检查正常参考值

血常规

白细胞	白细胞计数	WBC	成人:$(4\sim10)\times10^9/L$ 儿童:$(5\sim12)\times10^9/L$ 新生儿:$(15\sim20)\times10^9/L$
	中性粒细胞百分比	NEUT%	50%~70%
	嗜酸性粒细胞百分比	EO%	0.5%~5%
	嗜碱性粒细胞百分比	BASO%	0~1%
	单核细胞百分比	MONO%	3%~8%
	淋巴细胞百分比	LYMPM%	20%~40%
血小板计数		PLT	$(100\sim300)\times10^9/L$
红细胞		RBC	成人男:$(4.0\sim5.5)\times10^{12}/L$ 成人女:$(3.5\sim5.0)\times10^{12}/L$ 新生儿:$(6.0\sim7.0)\times10^{12}/L$
红细胞比积		HCV	成人男:0.4~0.5 成人女:0.37~0.48
血红蛋白		HB	成人男:120~160g/L 成人女:110--150g/L 新生儿:170~200g/L

血沉

血沉	ESR	男:0~15mm/h 女:0~20mm/h

血生化

	血　糖	BS	3.9～6.1mmol/L
	糖化血红蛋白	GHB	<7%
血脂	胆固醇	CH	3.6～5.2mmol/L
	三酰甘油	TG	0.57～1.71mmol/L
	载脂蛋白 A_1	Apo-A_1	1.00～1.60g/L
	载脂蛋白 B	Apo-B	0.60～1.10g/L
	低密度脂蛋白	LDL-C	0.5～0.6
	高密度脂蛋白	HDL-C	0.3～0.4
	极低密度脂蛋白	VLDL	0.13～0.25
血电解质	钾	K	3.5～5.0mmol/L
	钠	Na	136～145mmol/L
	氯	Cl	95～105mmol/L
	钙	Ca	2.25～2.75mmol/L
	磷	P	1～1.6mmol/L
	镁	Mg	0.8～1.2mmol/L
血气分析	酸碱度	pH 值	7.35～7.45
	氧分压	PO_2	成人:80～100mmHg 新生儿:60～90mmHg
	二氧化碳分压	PCO_2	动脉血:35～45mmHg 静脉血:39～52mmHg
	碳酸氢根离子	HCO_3^-	22～27mmol/L
	总二氧化碳	TCO_2	22～32mmol/L
	氧饱和度	SaO_2	90%～100%
	剩余碱	BE	±3mmol/L
	二氧化碳结合力	CO_2CP	22～29mmol/L

续表

肝功能	总胆红素	TBIL	1.7~17.1μmol/L
	直接胆红素	DBIL	0~6μmol/L
	间接胆红素	IBIL	2~12μmol/L
	麝香草酚浊度试验	TTT	0~6U
	丙氨酸氨基转移酶	ALT	0~40U/L
	天门冬氨酸氨基转移酶	AST	0~40U/L
	γ-谷氨酰转肽酶	γ-GGT	5~38U/L
	甲胎蛋白	AFP	<20μg/L
蛋白质	血清总蛋白	TP	60~83g/L
	血清白蛋白	A	35~55g/L
	血清球蛋白	G	20~30g/L
	血清白球比	A/G	(1.5~2.5):1

凝血功能

凝血酶原时间	PT	11~14 秒
凝血酶时间	TT	16~18 秒
凝血酶原活动度	PA	80%~120%
国际标准比值	INR	0.8~1.5
部分凝血酶原时间	APTT	26~36 秒
纤维蛋白原定量	FIB	2~4g/L
D-二聚体定性	D-dimer	胶乳凝集法:阴性(0~0.5) ELISA 法:<200μg/L

尿常规

尿　量	1000～2000ml/24h
尿比重	1.015～1.025，最大范围1.003～1.030
尿pH值	5.4～8.4,平均6.0
24小时尿蛋白定量	0～120mg/24h
尿　糖	定性:阴性 定量:<0.9g/24h, 一般0.1～0.3g/24h
血　尿	阴　性
脓　尿	阴　性
管型尿	无或偶见
结晶尿	阴　性

便常规及球杆比

颜色与性状	正常人新鲜粪便: 棕黄色、成形便 婴幼儿:金黄色
胆红素试验	阴　性
隐血试验(OB)	阴　性
粪胆原定量	68～478μmol/24h
寄生虫	无
球菌/杆菌	1/9～3/7

风湿免疫相关检查

外-斐反应		WFR	OX$_{19}$＜80
肥达反应			O:＜80 A:＜80 H:＜160 B:＜80 C:＜80
抗链"O"试验		ASO	阴　性
类风湿因子试验		RF	阴　性
结核菌素试验		OT	阴　性
免疫球蛋白	免疫球蛋白 G	IgG	7～16g/L
	免疫球蛋白 A	IgA	0.7～4g/L
	免疫球蛋白 M	IgM	0.4～3g/L
补　体			C$_3$:0.9～1.8g/L C$_4$:0.1～0.4g/L
肺炎支原体抗体 IgM			阴　性

术前八项

肝病免疫学检查	乙肝五项	乙肝表面抗原	HBsAg	阴　性
		乙肝表面抗体	抗-HBs	阴　性
		乙肝 e 抗原	HBeAg	阴　性
		乙肝 e 抗体	抗-HBe	阴　性
		乙肝核心抗体	抗-HBc	阴　性
	丙肝抗体		抗-HCV	阴　性
	梅毒抗体		TP	TRUST 滴度阴性
	艾滋病病毒		HIV	阴　性

甲状腺功能检查

血甲状腺素	T₄	65~155nmol/L
血三碘甲腺原氨酸	T₃	1.6~3.0nmol/L
游离三碘甲腺原氨酸	FT₃	3.19~9.15pmol/L
游离甲状腺素	FT₄	9.11~25.47pmol/L
促甲状腺激素	TSH	0~10μIU/ml
基础代谢率	BMR	±10%

酶类检查

心肌酶谱	天门冬氨酸氨基转移酶	AST	0~40U/L
	乳酸脱氢酶	LDH	114~240U/L
	羟丁酸脱氢酶	HDBH	72~182U/L
	肌酸激酶	CK	25~200U/L
	肌酸激酶同工酶	CK-MB	0~24U/L
	血清碱性磷酸酶	AKP	15~112U/L
	淀粉酶	AMY	血:80~180U/L 尿:120~1200U/L

B型促尿钠排泄肽

B型促尿钠排泄肽	BNP	0~38pg/ml

降钙素原

降钙素原	PCT	<0.5ng/ml

C反应蛋白定量

C反应蛋白定量	CRP	68~8200μg/L

心肌梗死三项

肌酸激酶同工酶	CK-MB	0.6~6.3μg/L
肌红蛋白	MYO	0~70μg/L
肌钙蛋白T	cTnT	0~0.04μg/L

脑脊液

压　力	70~180mmH$_2$O
颜　色	无色透明
透明度	清晰透明
蛋白总量	0.15~0.45g/L
白细胞计数	成人:(0~8)×10^6/L 儿童:(0~15)×10^6/L
葡萄糖测定	成人:2.5~4.5mmol/L 儿童:2.8~4.5mmol/L
氯化物测定	120~132mmol/L

（褚万立　张新健　李　涛）

十、病原微生物标本采集及送检

【标本采集和送检的普通原则】

1. 避免自身菌群的污染,只要有可能,应该确定一个代表感染过程的标本。

2. 选择正确的解剖部位,采用适当的设备和技术采集标本。

3. 选择合适的部位采集用于厌氧菌培养的标本,活检或针头抽吸物是最佳的选择,一般不要用厌氧菌拭子标本。不要把用于厌氧菌培养的标本冷藏,而应在室温下保存。

4. 要收集足够量的标本,量少可能导致假阴性结果。

5. 在每份标本上注明患者的姓名、标本来源、采集体位、采集的时间、采集者的姓名。

6. 标本运输工具应兼顾保证病原体的生存、无漏和无潜在安全性问题。

标本易被污染的情况

标 本	污染可能情况
膀胱尿液	易被尿道或会阴部微生物污染
血 液	常被静脉穿刺部位的共生菌污染
子宫内膜	可被无关的阴道菌污染
瘘 道	可能存在来自胃肠道的微生物
中 耳	在使用耳刷采集标本时可能被外耳道的细菌污染
鼻 窦	可能存在鼻咽部的细菌
皮下感染和表浅的伤口	易被皮肤和黏膜细菌污染

【标本转运的普通原则】

1. 所有标本必须及时送交实验室,最好在 2 小时内。如果标本的处理有所延误,用于细菌检测的标本应在一定条件下储存。

2. 一般来说,用于细菌培养的标本储存应不超过 24 小时。

3. 包括厌氧培养的临床标本在内,临床标本的适宜转运首先取决于所获标本的体积。小量标本应于采集后 15~30 分钟内转运。活检组织如果在厌氧转运系统中 25℃下存放,最长可保存 20~24 小时。

4. 对环境敏感的微生物应立即处理,包括淋球菌、脑膜炎双球菌和流感嗜血杆菌。脊髓液、生殖器、眼和内耳标本不要冷冻。

5. 从一个卫生保健单位或实验室将临床标本或感染性物质转运到另外一个卫生保健单位或实验室,不管距离如何,均要求严格注意标本的包装和标记说明。要转运的材料必须正确地标记、包装,在转运过程中加以保护措施。用于转运的交通工具,必须专门为转运生物因子而设计且有标志。

标本运输时均应放于专用的印有"生物危险"字样及图标的运输袋中。

【标本采集安全措施】

1. 标本收集过程中必须戴手套、穿工作服,必要时戴面具和护目镜。

2. 标本的容器必须防漏,运送时应放在一个密封的有标记的塑料袋中。

3. 严禁将带有针头的注射器送往实验室,而应该放在无菌容器中,或将针头用无菌塞子堵住,放在一个密封的防漏的塑料袋中。

4. 禁止将渗漏的标本容器送往实验室或进行处理。向医生提示容器渗漏并解释如果继续处理可能出现的安全问题,采集新的标本,将渗漏的容器消毒并丢弃。

【创面标本采集和送检的原则】

1. 创面标本采集的普通原则

(1)应注明采集标本的解剖部位,如果是创面分泌物,尤其是身体多处创面采样时,一定要备注各创面标本的具体取样部位(如左上肢或右下肢)

(2)皮肤消毒非常重要

(3)分清表面伤口、深部伤口或外科伤口,厌氧菌培养应从深部伤口采集标本

(4)通过革兰染色评价伤口标本培养的质量

(5)上皮细胞的出现提示标本已受皮肤菌群的污染,这可能使培养结果毫无意义

(6)有少量鳞状上皮细胞[如约 5 个/(100×高倍视野)]的伤口标本中的病原菌不适合做厌氧菌培养。

(7)送检的标本必须代表感染部位,如浅表伤口应该采集脓抽吸物或局部清洗液(非抑菌生理盐水)清洗后真皮下的脓拭子,而不应送检被表面物拭子或被表面物污染的标本;深部伤口应采集脓、坏死组织或从深部取的组织,而不应送检被表面物污染的标本;有代表性的标本应采自病灶活动区域而不仅仅是脓或渗出物。采集时应用力擦拭病灶边缘或脓腔囊壁。

(8)厌氧培养时应采取吸取标本的方法而不能用拭子擦拭,同时必须使用厌氧运送培养基。

(9)厌氧菌在有氧的环境下不能生存。操作时参考每一种类型拭子的说明书。

2. 创面标本转运的普通原则

(1)迅速送往实验室,1小时内不能培养应将标本冷藏。

(2)怀疑特殊病原菌的样本按特殊病原菌转运要求转运。

3. 创面标本选择的普遍原则

(1)标本的选择更大程度上依赖于感染的程度和性质而不是可疑的病原体。

(2)对大多数开放伤口,采集前应先去除表面菌群。

(3)除非有渗出物,干燥、结痂伤口一般不做培养。

(4)闭合脓肿应取渗出物和脓肿壁标本。

(5)开放脓肿处理同开放伤口。

(6)烧伤伤口应在广泛清洗和清创术后采集培养,建议取活检标本,伤口表面定量培养不一定有意义。

(7)代表性的标本应采自病灶活动区域或基底部,而不仅仅是脓液。

【常见创面标本采集方法及注意事项】

1. 拭子

(1)适应条件:不需要大体积样本时可使用拭子采集,如伤口表面(细菌载量很高)或口咽部标本,或不需要接种多种培养基的情况下,可用拭子采集样本。

(2)操作要点:采集拭子标本时应注意不要触及非

感染部位的表面或黏膜,因为它们栖居有污染细菌,要将拭子在感染部位表面用力旋转或擦拭以最大限度地吸取病原菌。

(3)不适合:①当样本需要接种多种培养基时不能用拭子采集,因为拭子标本需要稀释才够接种量,这样将降低阳性检出率;②厌氧菌培养不建议送检拭子,尽量采集深部抽取物或组织;③真菌培养不建议送检拭子,因为拭子不能采集到菌丝。

(4)特殊说明:拭子可以用以采集病灶表面坏死物质,用于检测分枝杆菌,如海分枝杆菌,但是如果有液体或组织,应直接送材料做培养,而不是用拭子采集液体后送检;不建议用拭子采集压疮溃疡的表面做培养,因为采集到的可能是双重感染表面的定植菌,使结果难以解释。无论何种情况下,真正的标本(组织、抽吸物或活检)都优于拭子标本。

2. 抽吸物

(1)适应条件:对于皮肤下脓液、体液和其他液体标本,可通过消毒未受损皮肤采集抽吸物标本,优于拭子采集标本。

(2)操作要点:皮肤应先用70%酒精彻底清洁,然后用碘酊或氯己定消毒,待皮肤完全干燥后进针抽吸。可以采用天使翼型装置,安全地将液体注入由注射器连接的转运容器里。如果考虑是厌氧菌,转运容器应不含空气。

3. 组织

(1)操作要点:活检组织应该由外科医生用无菌技

术采集。在皮肤切开前必须用氯己定消毒皮肤。当出现第一道切口时,有可能无意中切到表皮下少量的细菌群体(痤疮丙酸杆菌和表皮葡萄球菌),外科医生需要换一把新的无菌手术刀。组织需放入一个厌氧转运瓶中。如果不考虑厌氧菌感染,组织可以放入带密封盖的无菌管或无菌杯中。为了避免干燥,小块的组织可以用数滴无菌水、非抑菌生理盐水保湿。

(2)特殊说明:采集引流窦道里的坏死组织,需要在彻底消毒表面皮肤后,用刮匙在窦道的内部深深刮取。用拭子采集引流液标本有可能会沾到表面的细菌,这些表面的细菌可能与深部的感染无关。诊断骨髓炎的骨活检组织要在表面组织清创后直接从骨本身获取,而表面组织通常是双重感染的。感染的骨组织比较软,比较容易刮取获得,有时可用大号钻孔针抽取。

【特殊病原菌培养】

除了常见的普通细菌培养外,当怀疑特殊细菌感染时,如厌氧菌、放线菌、奴卡菌、结核或非结核分枝杆菌、真菌等感染时,应开具相应的检验申请单,并做特殊说明,必要时提前联系微生物室咨询留取样本注意事项,接受更专业的采样指导。因为特殊细菌对培养条件和时间有特殊的需求,需要选用专门的培养基或延长培养时间,如果只开具普通细菌培养则很有可能难以培养出特殊病原菌。

1. 厌氧菌培养

(1)当怀疑厌氧菌感染时,尽量采集深部脓液(穿刺获得)或组织块送检。

(2)条件具备者,应使用厌氧转运装置中转运至实验室,行厌氧菌培养。

(3)条件不具备者,可将深部脓液(8~10ml)注射入血培养瓶厌氧瓶中送检。

(4)同时送检深部脓液原液行普通细菌培养和革兰染色,以免漏掉可能的病原菌。

(5)拭子不适合做厌氧菌培养。

适合和不适合厌氧培养的各种标本

可接收的标本(采集方法)	拒收的标本
抽取物(用针头和注射器)	支气管肺泡灌洗液
前庭大腺炎性物/分泌物	子宫颈分泌物
血液(静脉穿刺)	气管内分泌物(抽吸物)
骨髓(抽取)	恶露
支气管镜采集的分泌物(保护性毛刷)	鼻咽拭子
后穹隆穿刺液(抽取)	会阴拭子
输卵管液或组织(抽取/活检样本)	前列腺液或精液
宫内节育器,针对放线菌属	鼻窦冲洗或拭子
鼻窦(抽取)	痰(咳出或诱导痰)
胎盘组织(通过剖腹产手术)	粪便或直肠拭子样本
粪便,针对艰难梭菌	气管造口分泌物
外科(抽取、组织)	尿道分泌物
经气管抽吸物	尿(排出或从导管导出)
尿(耻骨上抽取)	阴道或外阴分泌物(拭子)

2. 放线菌属培养 放线菌能引起慢性化脓性肉芽肿性疾病,病变好发于面颈部及胸腹部,以向周围组织扩展形成瘘管并排出带有"硫黄颗粒"的脓液为特征。

(1)"硫黄颗粒"实为放线菌菌丝缠绕形成小结,直径大概1mm或更长。如果发现这些颗粒,应采集置于无菌容器立即送检。

(2)实验室应该在玻片上碾碎后染色(可行革兰染色、抗酸染色和弱抗酸染色,以鉴别诊断),然后转到培养基培养。

(3)染色后镜下如果出现分枝的革兰阳性细丝,抗酸染色阴性,弱抗酸染色阴性,则表明这个临床部位有放线菌(抗酸杆菌抗酸染色阳性;奴卡菌弱抗酸染色阳性,抗酸染色阴性),培养后确认诊断。

(4)如果未发现"硫黄颗粒"但仍高度怀疑放线菌感染,可采集深部脓液或组织块送检微生物室,行需氧和厌氧培养,并同时行涂片检测。

(5)大多数放线菌属于专性厌氧菌,部分放线菌在需氧环境能缓慢生长,培养时间较普通细菌长。

3. 奴卡菌属培养 奴卡菌能引起慢性化脓性(偶为肉芽肿性)疾病。原发感染多见于肺,皮损奴卡菌感染多因皮肤外伤受菌污染而引起。

(1)奴卡菌感染的主要表现为化脓性肉芽肿,脓肿中央可找到颗粒,周围有时存在菌鞘,其外绕以中性粒细胞、淋巴细胞、异物巨细胞及浆细胞浸润,血管及其周围具有增殖现象

(2)怀疑奴卡菌感染时,建议同时开具需氧培养和

涂片(包括革兰染色和弱抗酸染色、抗酸染色,以鉴别诊断)的申请

(3)奴卡菌革兰染色可见革兰染色阳性分枝菌丝趋向于断裂为短的节段,奴卡菌弱抗酸染色阳性,抗酸染色阴性奴卡菌培养的时间较普通细菌长。

4. 分枝杆菌属的培养 分枝杆菌属中有许多重要的菌种,其中最重要的是结核分枝杆菌复合群、麻风分枝杆菌和溃疡分枝杆菌。此外,还有150多种环境分枝杆菌,亦称非结核分枝杆菌(NTM),具有不同程度的致病力和毒力。

(1)分枝杆菌细胞壁中复合脂质含量较高,故常用苯胺染料不易进入,而且经革兰染色不易快速着色。因此,分枝杆菌需采用特殊的染色程序(齐-尼染色),染色后即使是使用酸性乙醇也不易脱色,这一特性就是抗酸性。然而某些菌种在生长的某个阶段的这种抗酸性会按一定细胞比例部分或完全丧失,特别是一些生长迅速的菌种。

(2)大多数分枝杆菌很容易培养,少部分菌种(如嗜血分枝杆菌和日内瓦分枝杆菌)生长要求复杂,需要补充某些物质,如分枝杆菌生长素、血红蛋白或其他复合物。截至目前,麻风分枝杆菌尚不能在活细胞外培养。

(3)当怀疑分枝杆菌属感染时,建议同时行分枝杆菌培养(如罗氏培养基培养)和抗酸染色涂片。最终可借助分子生物学手段对其鉴定到种。

5. 真菌的培养 真菌标本的很多采集和运送步骤指南与细菌类似,但二者也有不同。

(1)真菌培养的标本量通常大于细菌,因为很多标本(体液、呼吸道分泌物)等在涂布平板之前需要浓缩或预处理,以提高真菌分离率。

(2)由于棉拭子取材的标本不适合分离真菌,因此不建议拭子采样。

(3)不可使用厌氧运送培养基和厌氧容器(怀疑血流真菌感染时,应使用需氧血培养瓶进行培养)。

(4)真菌的适应性很强,但是由于某些真菌在高于37℃或低于10℃的环境中生长会受影响,因此推荐在室温下运送。

(5)皮肤癣菌对低温尤其敏感。除皮肤、毛发、甲外,含有正常细菌菌群的标本应尽快运送,因为细菌过度生长会抑制慢生长的真菌,并降低真菌的生存力。

十一、创面修复患者常送检标本的采集规范

1. 脓肿

(1)普通脓肿

①用无菌生理盐水或70%酒精擦拭去除表面分泌物。

②组织或抽吸物优于拭子标本。若必须取拭子标本(仅用于需氧培养)则需采集2份,一份做培养,另一份做革兰染色。将拭子置于Stuart's或Amies培养基里保存。

(2)开放性脓肿

①尽可能取抽吸物,或将拭子深入至病灶部位取其

新鲜边缘部分。

②拭子转运系统,≤2小时,室温下转运。

③重复采样限制为每日1次。

④取病灶部位的底部和脓肿壁是最有效的。

(3)封闭性脓肿

①用针和注射器抽取脓肿物。无菌转移所有抽吸物至厌氧转运装置中。

②最小体积≥1ml,≤2小时,室温下转运。

③重复采样限制为每日1次。

④表面物污染将会引入与感染过程无关的定植细菌。不要使用注射器转运。≤12小时的动物咬伤伤口不需做培养(通常不能分离到病原体),除非有感染指征出现。

2. 烧伤

(1)清洁并清除烧伤创面。

(2)将组织放入带有螺帽的无菌容器中。抽吸物或渗出物拭子应置于无菌容器或拭子转运系统中转运。

(3)≤24小时,室温下转运。

(4)重复采样限制为每日1次。

(5)定量培养取3~4mm穿刺活检标本为最佳。仅需做需氧培养,定量培养可能有价值,也可能无价值。烧伤表面标本的培养可能会造成误导。

3. 蜂窝织炎

(1)用无菌生理盐水或70%酒精擦拭清洁感染部位。

(2)用针和注射器抽吸炎症较为严重区域(一般是

中心而不是边缘区域)。用少量无菌生理盐水冲洗可能是必要的。

(3)向注射器内吸入生理盐水并将标本注入带螺旋帽的无菌管中。

(4)≤15分钟,室温下转运。

(5)无重复采样限制。

(6)少数标本可培养出潜在病原体。

4. 压疮溃疡

(1)用无菌生理盐水清洁表面。

(2)若采集不到活检标本,则从溃疡底部抽吸炎性物质。

(3)无菌管/容器(需氧)或厌氧系统(针对组织)转运。

(4)≤2小时,室温下转运。

(5)重复采样限制为每日1次。

(6)压疮拭子不能提供临床信息,一般选择组织活检或抽吸物。

5. 组织

(1)外科手术或经皮活检过程中采集。

(2)厌氧转运系统或无菌螺帽容器。需要加几滴无菌生理盐水保持组织湿润。

(3)≤15分钟,室温下转运。

(4)无重复采样限制。

(5)送检组织的量总是尽可能多。如可能,在-70℃保存一定量的外科组织,以供进一步研究 不要送检组织表面摩擦的拭子 对于定量检测 $1cm^3$ 的样本是适宜的。

6. 坏疽组织 防止表面标本或浅表组织的采样。应采集组织活检或抽吸物。

7. 瘘管 同脓肿。

8. 血

(1)培养瓶的消毒:用70%异丙基乙醇消毒橡胶塞30秒。

(2)静脉穿刺消毒:严格按照皮肤消毒步骤操作(酒精—碘酊—酒精)。

(3)采血时机:在寒战出现时或发热初期采集血培养最佳,尽可能在抗菌药物使用前采血培养。

(4)如果采用蝶形针抽血培养,建议先接种需氧瓶,后厌氧瓶;如果采用注射器抽血,应首先接种厌氧瓶,避免空气进入。

(5)如采血量不足,应优先将血液注入需氧瓶,剩余血液注入厌氧瓶,因为大部分需氧菌、兼性厌氧菌、酵母菌可以在需氧瓶中生长。

(6)转运装置用血培养专用瓶:成人8～10毫升/瓶,婴儿和儿童1～5毫升/瓶(根据体重)。

(7)转运时间:≤2小时,室温下转动,禁止冷藏。

(8)重复采样限制:24小时内4套。

(9)说明:

①急性发热期在10分钟内不同部位采集2套(抗菌药物使用前)。

②非急性病未开始抗微生物药物治疗或马上更换抗微生物药物,24小时内采集不同部位2～4套,间隔不

小于 3 小时。

③心内膜炎,尽可能在抗生物药物使用前,1~2 小时内,于 3 个不同部位采集 3 套。

④不明原因发热,从不同部位采集 2~4 套,若 24~48 小时内为阴性,则再采集 2 或 3 套。

9. 静脉内导管

(1)用 70% 酒精清洁导管周围皮肤。

(2)无菌操作移除导管,剪下 5cm 导管末端,直接置入无菌管中。

(3)立即转运至微生物实验室,以防干燥。

(4)≤15 分钟,室温下转运。

(5)重复采样限制为每日 1 次。

(6)可同时送血培养以利鉴别诊断。

责任编辑：曲秋莲
封面设计：李晓俊

ISBN 978-7-5186-1480-6
定价：40.00元